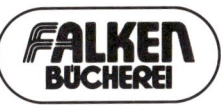

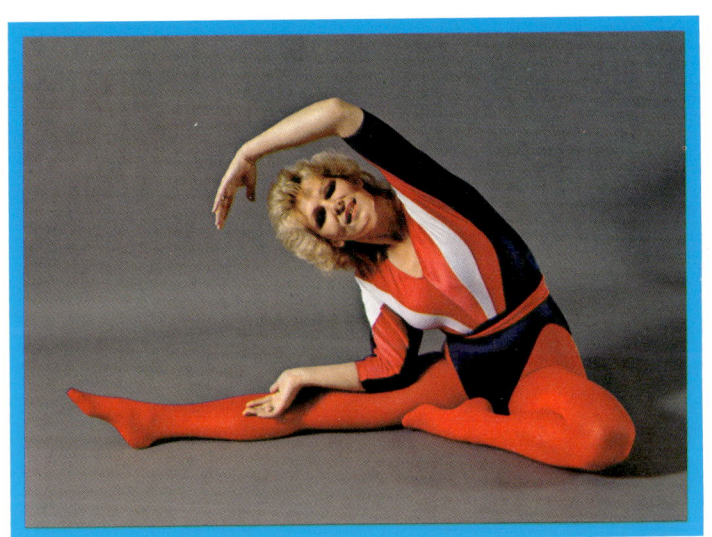

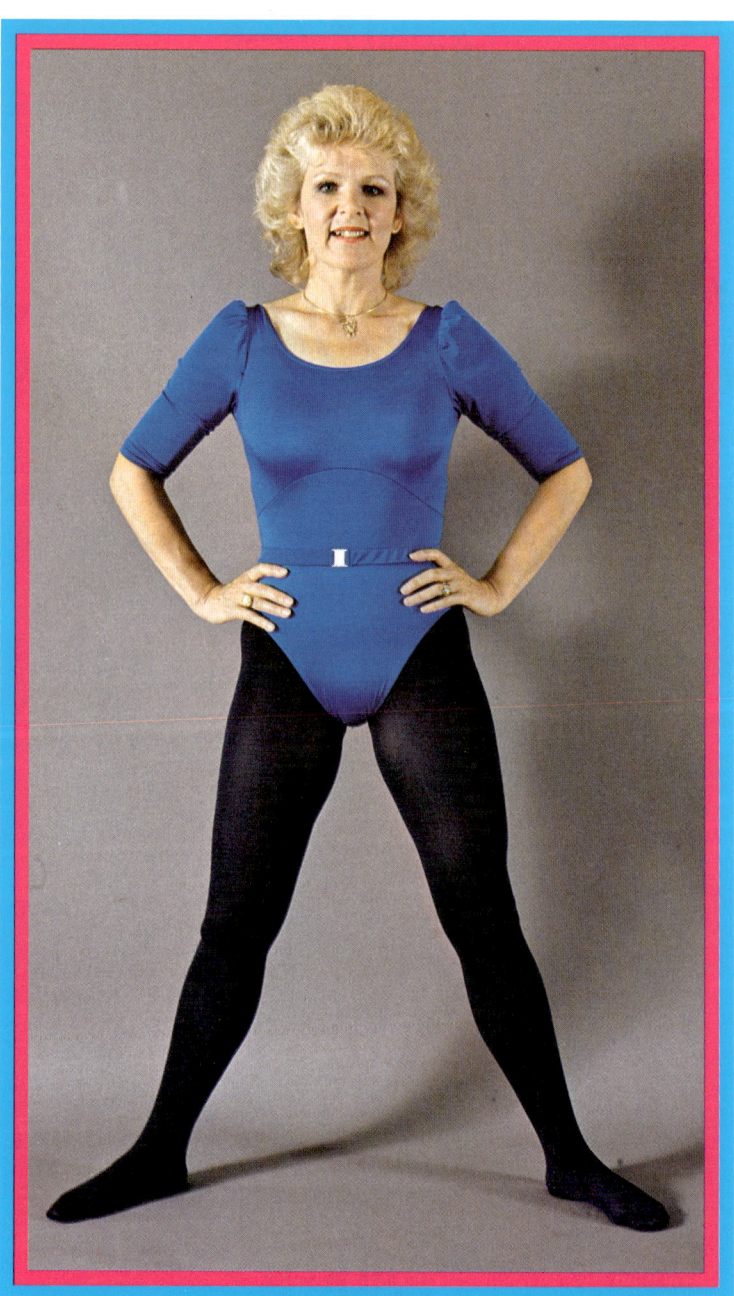

Kareen Zebroff

Bauch, Taille und Hüfte gezielt formen durch
Aktiv-Yoga

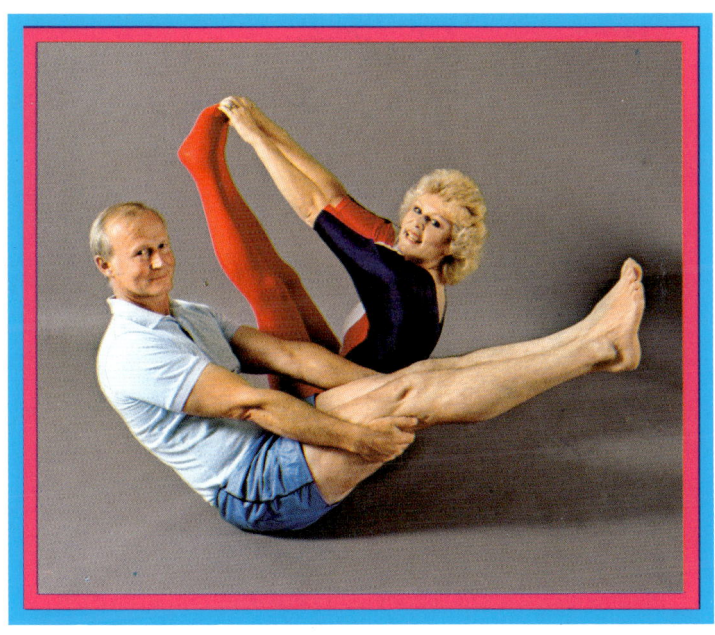

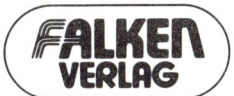

Allen gewidmet, die ihre Lebensqualität durch sinnvolle Übungen verbessern wollen.

Die Abbildungen zu den einzelnen Übungen
in diesem Buch wurden mit Farbrahmen versehen
und bedeuten:

= für Frauen

= für Männer

= für Männer
und Frauen geeignet.

CIP-Kurztitelaufnahme der Deutschen Bibliothek

Zebroff, Kareen:
Bauch, Taille und Hüfte gezielt formen durch
Aktiv-Yoga / Kareen Zebroff, [Übers.: Hans-Jürgen Hesse].
– Niedernhausen/Ts. : Falken-Verlag, 1984.
(Falken-Bücherei)
Einheitssacht.: Controlling of hip and tummy fat
through yogactivity
ISBN 3-8068-0709-4

ISBN 3 8068 0709 4

© 1984/1986 by Falken-Verlag GmbH, 6272 Niedernhausen/Ts.
Titelbild und Fotos: Autorin
Übersetzung: Hans-Jürgen Hesse
Die Ratschläge in diesem Buch sind von Autor und Verlag sorgfältig
erwogen und geprüft, dennoch kann eine Garantie nicht übernommen
werden. Eine Haftung des Autors bzw. des Verlages und seiner
Beauftragten für Personen-, Sach- und Vermögensschäden ist ausgeschlossen.
Satz: Main-Taunus-Satz Giebitz + Kleber GmbH, 6236 Eschborn
Druck: Offset-Team Zumbrink, Bad Salzuflen

817 2635 4453 62

Inhalt

Yoga-Übungen

Über dieses Buch

B eim Schreiben dieses Buches wurde mir schnell klar, daß es etwas ganz Neuartiges sein würde. Als ich vor über zehn Jahren „Yoga für Jeden" schrieb, war ich eine der ersten Yoga-Autorinnen, die Yoga in einfachen und leicht nachzuvollziehenden Übungsanweisungen und nicht im damals üblichen beschreibenden Stil präsentierte. Nun schreibe ich also wieder ein Buch, das wohl Neuland im Yoga darstellt.

Nach eingehenden Studien über die letzen 15 Jahre kam ich zu dem Schluß, daß die Antwort auf das schwierige Problem Fett/Gewichtskontrolle in der Kombination von Yoga mit einer kardiovaskulären (Herz und Gefäße betreffenden) – oder aeroben – Aktivität liegt. Aus diesem Grund habe ich den neuen Begriff „Aktiv-Yoga" geprägt. Hierunter versteht man jede Art körperlicher Betätigung, von Schwimmen, Radfahren und Joggen bis zu Tanzen, Skilanglaufen, Trampolinspringen usw., auf die dann die sanften und dehnenden Yoga-Übungen folgen. Die aerobe Betätigung muß jedoch, um wirksam zu sein, mindestens 12–15 Minuten bei einer Pulsfrequenz von 80 % der Maximalbelastung andauern, wenn man sehr fit ist, und mindestens 45–60 Minuten mit einer Pulsfrequenz von 70 % der Maximalbelastung, wenn man Anfänger, übergewichtig oder außer Form ist.

Unglücklicherweise wird der Begriff „aerob" – so z.B. im Wort „Aerobic" – heute oft falsch verstanden. In letzterem Zusammenhang taucht er in keinem Wörterbuch auf; er wurde erst in jüngster Zeit aus dem griechischen Wort „aerobiosis" abgeleitet, das wörtlich „die auf Luftsauerstoff angewiesenen Lebensvorgänge" bedeutet. Eine „aerobe" Aktivität kann auch kardiovaskulär genannt werden, was soviel wie eine Herz und Gefäße betreffende Betätigung bedeutet. Ganz allgemein handelt es sich also um eine andauernde und stetige körperliche Betätigung über einen längeren Zeitraum.

Die Dauer der Betätigung ist jedoch, je nach körperlichem Zustand und dem ins Auge gefaßten Ziel, unterschiedlich. Wenn Sie sehr sportlich sind, reichen schon 12 bis 15 Minuten bei 80 % der maximalen Herzbelastung aus, die durch regelmäßiges Pulsmessen sorgfältig kontrolliert werden muß. Haben Sie aber erst vor kurzem ein Bewußtsein für Ihre Gesundheit und Fitness entwickelt – wie die Mehrzahl der Bevölkerung –, ist anfangs länger andauerndes Training bei 70 % der maximalen Herzfrequenz, die wiederum regelmäßig kontrolliert werden muß, erforderlich. Verzweifeln Sie nicht, falls Ihnen das zu viel erscheint, denn wenn Sie wirklich außer Form sind, kann Ihr Herzschlag schon allein durch ein paar Kniebeugen auf 70 % der Maximalbelastbarkeit ansteigen. Dieser Prozentsatz ist bei jedem Menschen verschieden. Ihr trainierter Nachbar muß wahrscheinlich zum Erreichen seiner Maximalzahl einen Dauerlauf absolvieren.

Für die meisten Menschen reicht schon ein flotter Spaziergang aus, was leichter zu realisieren ist als man zuerst glaubt. Es gab einmal eine Zeit in meinem Leben, wo mir ein halber Kilometer wie eine Weltreise vorkam. Heute dagegen schaffe ich spazierengehend leicht 6 Kilometer in 1 Stunde, wobei ich mich noch mit meiner gleichermaßen „energiegeladenen" Nachbarin unterhalte. Ich mußte hierfür einfach nur 1 Stunde früher aufstehen. Für einen Langschläfer wie mich bedeutete das natürlich eine größere Umstellung, brachte mir jedoch auch eine ganze Reihe unerwarteter positiver Wirkungen. Die Asiaten sagen, daß die „Energie der Morgendämmerung" besonders stark ist und man sich durch sie mit Extravitalität „volltanken" kann. Auch ich muß heute zugeben, daß ich die frische und wohltuende Luft eines neuen Tages schätzen gelernt habe, selbst wenn es regnet – ich stelle mir einfach vor, wie gut sie mir tut.

Die positiven Auswirkungen derartiger Aktivitäten sind unter dem Aspekt Gewichtsabnahme und Fettreduzierung erheblich. Nachdem Sie sich 45 Minuten lang bei 70 % der maximalen Pulsfrequenz bewegt haben, wird nämlich die Schilddrüse „eingeschaltet" und bleibt es für mehrere Stunden danach noch. Wenn Sie dann normale Mahlzeiten zu sich nehmen und sich anschließend noch etwas leicht körperlich betätigen (z.B. bei der Arbeit oder um den Block spazierengehen), kann die Schilddrüse den ganzen Tag sehr aktiv gehalten werden. Die Schilddrüse ist der Gewichtsregulator des Körpers – ihre Hormonausschüttungen steuern den Körperstoffwechsel. Außerdem steuert sie die Sauerstoffverarbeitung und die Funktion verschiedener Organe. Sie sehen also, wie wichtig es ist, daß die Schilddrüse so effektiv wie möglich arbeitet. Ihr „Einschalten" läßt sich leicht feststellen: Unmittelbar nach dem Gefühl des Nichtmehr-Könnens verspüren Sie plötzlich einen erneuten Energieschub und beginnen zu schwitzen. Dann gilt es, die jeweilige körperliche Betätigung noch etwas aufrechtzuerhalten und anschließend langsam zur Ruhe zu kommen. Am Anfang kann es 45 Minuten dauern, bis die Schilddrüse aktiviert wird, aber mit zunehmender Übung geschieht dies immer früher, und Sie müssen weniger Zeit aufwenden, um die gleichen positiven Auswirkungen zu erzielen. Da beim Stoffwechsel Nahrung umgewandelt und Energie – teilweise als Wärme – freigesetzt wird, spielt die Schilddrüse die bedeutendste Rolle bei der Fettverarbeitung und ist damit wichtig für die Regelung des Körpergewichts.

Besonders wirksam in bezug auf Gewichtsreduzierung ist eine körperliche Aktivität von 45 Minuten bei 70 % der maximalen Pulsfrequenz am Morgen, während dies abends mehr zur Gesundheit des Körpers beiträgt. Die von den Muskeln erzeugte kinetische Energie (Bewegungsenergie) kann so über Nacht in Zellen und Organe „einströmen" und für langandauernde und positive Auswirkungen der körperlichen Betätigung sorgen.

Mein Aktiv-Yoga-Programm ist so angelegt, daß das Körperfett insgesamt abgebaut wird, denn punktuelles Abnehmen an bestimmten Körperstellen ist – wie man seit langem weiß – praktisch nicht möglich. Nur durch ein allgemeines Reduzieren des Körperfetts (siehe Seite 13, Stopp der Fettzunahme um die Körpermitte) läßt sich ein fettdurchsetzter Muskel „flachmachen" und die über ihm lagernde Fettschicht abbauen. Wenn Sie dann noch die kräftigenden und streckenden Bewegungen des Yoga hinzufügen, können Sie eine gezielte Abnahme an bestimmten

Stellen erreichen. Die im Aktiv-Yoga kombinierten Übungen sind wie keine anderen in der Lage, bei der Verminderung des Körperfetts behilflich zu sein. Sie sind vielleicht der einzige Weg, sowohl den „Seitenspeck" als auch das in den Muskeln eingelagerte Fett zu beseitigen. Mit Geduld, Ausdauer und mindestens 4 Übungstagen pro Woche wird Ihr ganzer Körper härter, straffer, geschmeidiger und fester werden. Das Endresultat kann eine Garderobe sein, die um 1–2 Größen kleiner ist als 6 Monate zuvor.

Was ist und was kann man durch Yoga erreichen?

D as Ziel der körperlichen Yoga-Übungen ist, den Körper zu kräftigen und ihm natürliche Schönheit zu verleihen.

Hatha-Yoga stellt die höchste Form der Körperübungen dar – es entspannt, verjüngt, formt, kräftigt, es gibt Energie und verschönert.

Die „Kunst" des Yoga selbst ist 5000 Jahre alt und umfaßt Meditation, Atemtechniken, Reinheitsregeln und Körperübungen. Yoga-Übungen leiten sich oft aus der genauen Beobachtung der Streckbewegungen von Dschungeltieren ab.

Das Geheimnis dieser Bewegungen liegt im langsamen Dehnen der Muskeln. Die Yoga-Übungen sind derart, daß sie dem Körper nicht aufgezwungen werden müssen und für ihn keine Belastung darstellen. Man geht langsam und behutsam in eine Stellung, hält diese solange es bequem möglich ist, geht dann langsam wieder aus ihr heraus und entspannt sich wie erforderlich. Angestaute Spannungen und Streß lassen sich durch diese sanften Dehnbewegungen aus steifen Muskeln abbauen. Sie geben ein neues Körperbewußtsein und führen dazu, daß man sich „in seiner Haut" wohlfühlt. Außerdem hilft Yoga durch seine Sanftheit und Ruhe, seine eigene Mitte wiederzufinden.

Yoga kann von jedem und in jedem Alter begonnen werden; seine positiven Auswirkungen stellen sich unmittelbar ein. Unabhängig von Alter, Beweglichkeit oder Gesundheitszustand läßt sich Yoga sicher und mit Erfolg ausüben. Yoga ist eine sehr individuelle und persönlich gewinnbringende Betätigung. Ihre Fortschritte liegen ganz bei Ihnen.

Es ist sehr wichtig, die eigenen Fähigkeiten und Grenzen zu kennen und die Übungen dann nach eigenen Maßstäben durchzuführen. Sie gehen so weit wie Sie können. Deshalb tun Sie stets Ihr Bestes – wer könnte da mehr verlangen.

Yoga bringt Grazie, Ausgeglichenheit, gute Haltung und einen wohlgeformten und gelenkigen Körper. Problemstellen wie zu dicke Schenkel, starker Bauch und fette Hüften, werden gekräftigt, gestreckt und wieder in ihren natürlichen schlanken Zustand zurückgebracht.

Yoga erneuert auch die Kraft und Energie des Körpers. Entgegen der weitverbreiteten Ansicht über das Altern läßt sich sagen, daß der Körper eine erneuerbare Quelle darstellt. Der Körper ist das erste „Heim", das wir kennen und zugleich auch das einzige, in dem wir je wirklich zu Hause sind. Deshalb müssen wir ihn achten und bei guter Gesundheit halten. Yoga bietet hierfür alle Voraussetzungen.

Der größte persönliche Nutzen ergibt sich, wenn Sie bei den Übungen die folgenden Punkte beachten:

1. *Aufwärmübungen* für 3 Minuten, wie auf Seite 32 beschrieben.

2. *Kardiovaskuläre Aktivität* (Herz/Gefäße/Kreislauf) für 12–15 Minuten, wie auf Seite 16 beschrieben. Ich persönlich mag Treppensteigen, Seilspringen und Tanzen zu Rockmusik oder Hüpfen auf einem Minitrampolin am liebsten. Wenn Sie über 40 Jahre alt sind, sollten Sie bei Ihrem Herz-Kreislauf-Training jeden zweiten Tag andere Übungen machen; nach dem 50. Lebensjahr wechseln Sie dann jeden Tag die Übung. Um den Körper in Form zu halten, reicht es, wenn Sie ihre Übungen an 3 Tagen der Woche machen. Leistungssteigerungen stellen sich jedoch erst bei 4–6 Übungstagen ein.

Sehr wichtig: *Häufiges Messen des Pulses* bei der Ausdauerbelastung, und zwar für 6 Sekunden. Wenn Sie diesen Wert dann mit 10 multiplizieren, erhalten Sie die Pulsfrequenz pro Minute. Dieses Verfahren hat sich als sehr geeignet erwiesen, da der Puls schon innerhalb von 45 Sekunden extrem abfällt. Die häufige Messung ist Ihre „Sicherung", die ein „Übertrainieren" verhindert, das negative Auswirkungen auf den Muskelmetabolismus und somit auch auf das Herz hätte.

11

3. *Yoga-Stellungen* zum Abkühlen und Ausruhen. Durch das Dehnen und das damit verbundene Kräftigen der Muskeln wird eingelagertes Fett umgewandelt und ihre ursprüngliche lange und schlanke Form wiederhergestellt.

4. *Duschen* zum Abwaschen von abgestorbenen Körperzellen, Schweiß und Giftstoffen, die sonst möglicherweise zum Teil von der Haut wieder aufgenommen werden, wenn sie zu lange auf ihr bleiben.

5. *Für stark Übergewichtige* ist sachtes und behutsames Üben über einen längeren Zeitraum das Beste. Kontrollieren Sie dabei stets Ihren Puls. Sie können zum Beispiel mit langsamen Spaziergängen beginnen und sich allmählich bis zum Stuhlaufsteigen steigern. Wenn Sie ihr Herz 4mal in der Woche 45–60 Minuten mit einer Frequenz von 70 % der Maximalbelastbarkeit arbeiten lassen, bringen Sie durch den aktiveren Körperstoffwechsel Ihre Muskeln wieder in den ursprünglichen schlanken Zustand zurück. Dies ist praktisch der einzige Weg, Körperfett auf Dauer abzubauen.

Beim Aktiv-Yoga, wie auch beim Yoga, verhalten Sie sich ganz richtig, wenn Sie ihr Bestes tun, ohne sich dabei mit anderen zu vergleichen. Wenn andere mehr fit sind als Sie, müssen sie sich auch entsprechend mehr betätigen. Denken Sie daran, alles was Sie am Anfang tun müssen, um den Puls auf 70 % der Maximalfrequenz zu treiben, ist, aktiv zu werden und sich zu bewegen!

Falls der kleine „Saboteur", den wir alle in uns haben, vorschnell aufgeben will, weil Sie nicht schnell genug Gewicht verlieren, denken Sie daran, daß ihre Maße immer kleiner werden. Entwickeln Sie zunächst ein Gefühl dafür, wie Sie sich „in Ihrer Haut" fühlen und wie Ihre Kleidung paßt, und achten Sie nicht so sehr auf die Waage. Geben Sie sich mindestens 6 Monate, um Ihre Gesundheit und Energie zu verbessern und um die berühmten „Zentimeter" zu verlieren. Nach aller Erfahrung kann durch Radikaldiät und nur gelegentliche körperliche Betätigung nur 1 von 200 Personen ihr Gewicht auf Dauer niedrighalten.

Schlank und fit durch Aktiv-Yoga

W enn wir älter werden und nicht mehr ganz so gut in Form sind, nehmen wir um die Körpermitte zu. Bei Männern geschieht dies normalerweise in Form eines hervortretenden Oberbauches, der langsam die Gestalt eines weichen, aufblasbaren Wasserballs annimmt. Der Gürtel rutscht immer tiefer, bis fast der ganze Bauch heraussteht.

Bei Frauen sammelt sich Fett zuerst unterhalb der Gürtellinie an. Die weitere Reihenfolge bei der Fettansammlung erfolgt dann nach einem genauen Plan: zuerst Rückseite der Oberschenkel, dann Seiten der Oberschenkel, dann Bauch sowie Obertaille und schließlich Arme und Kinn.

Bei einer Diät verlieren Frauen dann in umgekehrter Reihenfolge, also am Kinn zuerst. Die Beine verlieren ihr Fett zuletzt, was die bei Frauen so häufigen „Reiterhüften" erklärt.

Lustlos durch dauernde Diäten gelangen viele Frauen nie bis zu dem Bereich, wo sie wirklich schlanker werden wollen. Ihnen ist hier statt dessen ein konstantes und regelmäßiges Üben anzuraten, bei dem sich ein Herz-Kreislauf-Training mit Yoga ergänzt, also kurzum Aktiv-Yoga.

Unglücklicherweise haben Frauen 30 % mehr Körperfett als Männer. Zum Trost sei gesagt, daß Männer 20 % mehr Muskelmasse haben und Fett zuerst in die Muskeln eindringt – so ist das Körperfett bei Männern oft einfach nur versteckter vorhanden als bei Frauen. Genauer als der Begriff „übergewichtig" ist die Bezeichnung „überfettet", denn wenn Sie Übergewicht feststellen, hatten Sie zuvor schon zu viel Körperfett. Ein Mann kann es möglicherweise übersehen, 5 Jahre lang körperlich inaktiv sein und übermäßig essen, aber wenn seine Muskeln schließlich mit Fett gesättigt und durchsetzt sind, das Fett in das umliegende Gewebe „überläuft" und unter der Haut sichtbar wird (subkutanes Fett), dann sieht er plötzlich dick und „aus der Form geraten" aus. Er wird ganz verzweifelt sein, denn er kann sich in jüngster Zeit an keine „Sünden" erinnern, die eine derartige Bestrafung rechtfertigen würden – er vergißt aber, daß sein Fall in Wirklichkeit 5 Jahre zurückgeht, denn seine Muskeln brauchten so lange, bis sie ganz „durchwachsen" waren.

Wenn Sie also einen festen und gut konditionierten Körper haben wollen, ist es wichtig, das Körperfett auf Werte von 15 % (Männer) beziehungsweise 22 % (Frauen) abzusenken. Die meisten Übergewichtigen weisen Körperfettwerte von 23 % beziehungsweise 36 % auf. Extrem fettleibige Menschen kommen sogar auf bis zu 80 %. Dagegen findet man bei Sportlern sehr viel geringere Werte. Ein sich schnell bewegender Fußballspieler hat z.B. nur 12 %, und manche Athleten wurden sogar mit nur 2 % gemessen, obwohl sie ganz stämmig aussahen – bei ihnen war eben „alles Muskeln".

Wie mißt man Körperfett? Die Methode, bei der die Stärke der Fettschicht um die Körpermitte gemessen wird, ist nicht sehr genau, da sie das intramuskulöse Fett nicht erfaßt. Besser und einfacher (wenn Sie nicht zu einem Fachmann zur Durchführung einer Unterwasser-Eintauchprüfung gehen wollen) ist es, zu beobachten, wie gut Sie im Wasser „schwimmen", d.h. treibend über Wasser bleiben. Mit über 25 % Körperfett schwimmen Sie leicht. Frauen mit 22 % sollten bei leichter Atemtätigkeit gerade noch schwimmen. Männer mit 15 % müßten trotz voller Lungen untergehen. Theoretisch sollte jeder langsam sinken, wenn die Luft aus den Lungen geblasen wird, aber Lungenvolumen, Alter und Wassertemperatur ergeben genug Unterschiede, um diesen Test mehr lustig als absolut genau zu machen.

Bei körperlicher Inaktivität werden schwindende Muskeln oft durch Fett ersetzt (Beispiel ist der Fußballspieler nach Ende seiner aktiven Laufbahn), wobei sich dieser Prozeß aber durch entsprechendes Training umkehren läßt. Jedoch ist keine Übung allein in der Lage, Fett abzubauen, ohne Unterstützung durch eine wohldurchdachte Diät zur Gewichtsreduzierung. Einige Fachleute vertreten die Ansicht, daß man sich erst dann den Belastungen einer Diät unterwerfen sollte, nachdem man durch Körperübungen in eine bessere körperliche Verfassung gekommen ist. Um Ihr Gewicht niedrig zu halten und häßliche Fettringe abzubauen, müssen Sie deshalb 2 Arten von körperlicher Aktivität kombinieren:

a. 12–60 Minuten Ausdauerbetätigung bei 70–80 % der maximalen Pulsfrequenz *und*
b. Yoga.

Lassen Sie mich erklären, warum das so ist. Die ausdauernden, den Körper mit Sauerstoff anreichernden (aeroben) Übungen sind zum Trainieren des Herz-Kreislauf-Systems wichtig und helfen beim Abbau von Fett aus Muskeln. Hier möchte ich betonen, daß die „Gangart" der Übungen, und nicht deren Schnelligkeit wichtig ist. Bringen Sie Ihren Puls gemäß Ihrem Alter bis auf 80 % des Maximalwertes und halten Sie ihn für 12–15 Minuten auf dieser Höhe, wenn Sie körperlich sehr gut in Form sind. Ein Anfänger sollte sich bei 70 % des Maximalpulses 45–60 Minuten lang bewegen, bis er zu schwitzen anfängt und der bereits erwähnte zweite Energieschub einsetzt.

Yoga andererseits ist absolut notwendig, um die fettdurchsetzten und aufgeschwemmten Muskeln auf ihre ursprüngliche Länge und schlanke Form zurückzubringen. Besonders bei stark Übergewichtigen wurde festgestellt, daß behutsame Übungen, wie z.B. Yoga, die über längere Zeiträume durchgeführt werden, einen höheren Prozentsatz Fett verbrennen als gelegentliches scharfes Training, bei dem nur Glukose verbrannt wird. **Zusammengenommen sind die beiden erwähnten Betätigungsformen wie keine anderen in der Lage, Ihnen zu einem festen und schlanken Körper zu verhelfen.**

Fett beschränkt sich meist nicht auf bestimmte Stellen, sondern wird vom Körper überall abgelagert, wo Platz ist, wobei noch die genetische Disposition Ihres Körpertyps eine Rolle spielt. Man erbt **nicht**, daß man fett ist, **sondern wo** man fett ist. Tatsächlich gibt es eigentlich keinen Bauch- oder Hüftspeck. Ihr Körper sammelt sein Fett an, wie Sie Geld von Ihrem Bankkonto abheben – für alle Zwecke. Deshalb konzentriert sich mein Buch auf die allgemeine Reduzierung des Körperfetts.

Falls Sie allgemein zu viel Körperfett haben, bedeutet das konkret, daß alle Ihre Muskeln nicht mehr aus langem, schlankem und geschmeidigem Gewebe bestehen, sondern kurz, fett und aufgeschwemmt sind. Wenn sich dann noch über den fettdurchsetzten Muskeln Fettschichten gebildet haben, sehen Sie in der Tat „massig" aus. Mein Buch hilft Ihnen dabei, Ihre Anstrengungen besonders gezielt auf Hüften, Taille, Beine und Bauchmuskeln zu richten, da sich an diesen Stellen das meiste Fett ablagert, wenn die Muskeln bereits mit Fett gesättigt sind.

Eine schrittweise Diät, bei der Sie nur 1200 Kalorien zu sich nehmen und nicht mehr als 1–2 Pfund pro Woche verlieren, wird Ihnen beim Abbau bestimmter Fettschichten unter der Haut helfen. Um jedoch das „allgemeine" Körperfett, einschließlich des in den Muskeln eingeschlossenen zu verbrennen, müssen Sie Herz-Kreislauf-Übungen (kardiovakuläre Übungen) wie die folgenden betreiben (ich halte Jogging nicht für ganz so geeignet, weil es möglicherweise auch negative Auswirkungen – besonders für Frauen – hat):

Laufen auf der Stelle	Skilanglauf
schnelles Spazierengehen	Rollschuhlaufen
Schwimmen	Schlittschuhlaufen
Seilspringen	Stuhlaufsteigen
Radfahren	Springen auf einem Minitrampolin
Tanzen	Bergwandern
Rudern	Tanzen zu rhythmischer Musik

oder eine beliebige andere körperliche Bewegung, die Ihren Puls für mindestens 12–60 Minuten auf 70–80 % der Maximalbelastbarkeit hält (beachten Sie die Hinweise zum richtigen Pulsmessen).

Da ein gezielter Abbau von subkutanem Fett an bestimmten Stellen praktisch unmöglich ist, müssen Sie sich auf das Trainieren der darunterliegenden Muskeln konzentrieren. Ich hatte jahrelang dank meiner Yoga-Übungen steinharte Bauchmuskeln, auf denen jedoch eine leichte Fettschicht saß, die trotz intensivster Bearbeitung einfach nicht verschwinden wollte. Viele Yoga-Lehrer hatten übrigens das gleiche Problem. Trotzdem wollten wir beim Abnehmen nicht über einen gewissen Punkt hinausgehen, da wir anfingen, im Gesicht hager und abgezehrt auszusehen. Nach meinen Studien zu diesem Problem weiß ich nun, warum ich Fett an bestimmten Stellen meines sonst so trainierten Körpers hatte und warum ich durch das Abnehmen eher krank aussah.

Wenn man bei einer Diät zu schnell Gewicht verliert, geht zusammen mit dem subkutanen Fett auch ein gewisser Prozentsatz Muskelmasse zurück. Das im Muskel gelagerte Fett wird jedoch zuletzt fast erst unter „Hungerbedingungen" abgebaut. Bei einer Radikaldiät verringert sich also die Muskelmasse. In einer jüngst in Deutschland durchgeführten Untersuchung wurden gesunde Versuchspersonen durch Fasten zu einer Gewichtsabnahme von 20 Pfund gebracht. Davon entfielen 17 Pfund auf Proteinverluste und nur 3 Pfund auf den Abbau von Fett. Mit anderen Worte: Der Körper „fraß" sich selber auf.

Es ist deshalb eine gute Idee, vor Durchführung einer Diät erst körperlich fit zu werden, weil ein trainierter Körper auf die Belastungen einer Diät mit geringeren Muskelverlusten als ein untrainierter Körper reagiert. Durch Übungen wird das abgebaute Fett durch Muskeln ersetzt, weshalb Sie zum Abnehmen eher Ihre körperliche Aktivität steigern sollten als weniger zu essen.

In den letzten Jahren wurden Fachleute oft von übergewichtigen Versuchspersonen überrascht, die auf eine scharfe und streng überwachte Diät gesetzt waren und trotzdem zunahmen. Entgegen der weitverbreiteten Ansicht essen Übergewichtige nicht unbedingt mehr als ihre normalgewichtigen Mitmenschen. Es läßt sich jedoch feststellen, daß sie sich weniger körperlich betätigen. Aber jeder kennt auch wohl jemand, der beneidenswert schlank ist, alles essen kann und trotzdem dabei nie sportlich aktiv ist.

Diät allein baut sowohl Muskelzellen als auch Fett ab und führt nur zu Erschöpfung und Kraftlosigkeit. Ein permanenter Fettverlust kann also offensichtlich weder auf Diät noch auf Sport allein zurückgeführt werden, sondern auf eine Kombination von beiden. Tatsache ist jedoch auch, daß 99 % aller Leute, die ihr Gewicht reduzieren konnten, später wieder zunahmen! Warum ist das so?

Die Ursache hierfür sind die im Körper ablaufenden chemischen Prozesse. Schlanke Personen verbrennen 100 % der aufgenommenen Kalorien, während der Stoffwechsel bei Übergewichtigen nur 90 % verbrennt und die restlichen

17

10 % zu Fett umgewandelt werden. Unglücklicherweise sind Übergewichtige sehr „effektiv" beim Herstellen und Ablagern von Fett, nicht aber beim Verbrennen, denn ihr Stoffwechsel ist eben der von „Fetten". Je dicker sie werden, desto mehr entwickelt sich ihr Körperstoffwechsel in Richtung auf die Ansammlung von Fett und nicht auf die Verbrennung.

Die im Muskel ablaufenden Stoffwechselvorgänge sind zu kompliziert, um sie hier detailliert zu beschreiben. Begnügen wir uns damit, daß nur Muskelzellen über bestimmte spezielle Enzyme verfügen, die in sehr kurzer Zeit riesige Kalorienmengen verbrennen können. Im Körper werden 90 % aller Kalorien von den Muskeln verbrannt. Daraus folgt, daß wir durch den Gebrauch unserer Muskeln bei den Übungen unsere Kalorienverbrennung steigern können (bis zum Fünfzigfachen). Außerdem bilden sich im Muskel durch Betätigung eine größere Anzahl dieser Enzyme, weshalb wir, je besser unsere körperliche Verfassung ist, unseren Muskelmetabolismus so geändert haben, daß wir mehr essen können ohne dick zu werden.

Durch Übungen entstehen Enzyme! Diese helfen den Muskeln, Fett in Energie umzuwandeln. Wenn Sie also trainieren, wird Fett „aufgebraucht" – so einfach ist das. Im Gegensatz zu dem, was manche Diätbücher schreiben, läßt sich Körperfett einfach abbauen. Sie müssen nur körperlich aktiv sein, die Übungen regelmäßig durchführen und darauf achten, **was** und **wieviel** Sie essen. Bei den Übungen sollten Sie sich dann noch stets vorstellen, daß Sie eine ganze Menge fettverschlingender kleiner Enzyme produzieren.

Die Ursache, warum manche Leute schlank sind und es auch bleiben, liegt oft darin, daß sie nur essen, wenn sie hungrig sind, nicht übermäßig viel zu sich nehmen und sich mehr bewegen als Übergewichtige. Sie üben eigentlich dauernd unbewußt, d.h., sie sind ständig in Bewegung, springen herum, sind ständig auf den Beinen, „rennen" eher durchs Zimmer als daß sie gehen und sind stets die ersten, wenn es gilt, etwas zu holen. Mit anderen Worten – sie sind bewegungsaktiv. Dies gibt uns einen wichtigen Hinweis.

Um an bestimmten Stellen des Körpers abzunehmen, muß der ganze Körper trainiert werden. So müssen Sie am intensivsten die Beine trainieren, wenn Sie um die Körpermitte abnehmen wollen, so paradox das auch klingen mag.

Ursache hierfür ist, daß die Beine die größten Muskeln im Körper darstellen und bei ihrem Training viel mehr Kalorien verbraucht werden als bei der Belastung eines kleineren Muskels. Dies bedeutet, daß der Körper beim Trainieren von großen Muskeln die hierfür benötigte Energie durch das Abziehen von Fett aus dem gesamten Körper aufbringt. Deshalb ist das Trainieren der Bein- und Gesäßmuskeln so wichtig. Allgemein läßt sich also sagen, daß, je mehr Sie ihre Muskeln in Form bringen, der Körper desto besser Nahrung in Energie statt Fett umwandeln kann. In meinem Buch finden aus diesem Grund Beinübungen besondere Beachtung.

Um den „Seitenspeck" des Körpers abzubauen, müssen Sie Ihre Gewohnheit umstellen und nicht mehr so sehr auf Ihre Badezimmerwaage achten. Mit unserem Übungsplan ist es zum Beispiel möglich, daß Ihre Konfektionsgrößen um mehrere Nummern kleiner werden, obwohl Sie nicht abnehmen oder sogar etwas zunehmen. Wenn Sie Ihr Körperfett los sind, zuerst die subkutanen Fettschichten und dann das in den Muskeln gelagerte Fett, wird sich Ihr Körper von einer massigen zu einer schlanken, eleganten Gestalt umwandeln. Dies erklärt, warum manche Leute bei gleichem Gewicht viel schlanker aussehen. Sie müssen sich immer vergegenwärtigen, daß, obwohl Ihr Gewicht unverändert geblieben ist, das Fett in den Muskeln durch Muskelmasse ersetzt wurde – und **Muskelmasse ist viel schwerer als Fett.**

Sie haben also trotz gleichbleibenden Gewichts viel Fett abgebaut, da das leichte Fett durch schwere Muskelmasse ersetzt wurde. Nur Ihre Kleidung und das Zentimetermaß sagen Ihnen die Wahrheit – keine Waage kann Fettverlust messen! Wenn der Prozentsatz Ihres Körperfetts spürbar geringer geworden ist, werden Sie deutlich gesünder, schlanker und besser in Form sein. Hierfür sind nur aktive körperliche Betätigung kombiniert mit Yoga-Übungen erforderlich – also Aktiv-Yoga!

Herzfrequenz

W enn Muskeln härter arbeiten müssen, verbrauchen sie mehr Sauerstoff, weshalb das Herz beim Training schneller schlägt – je härter das Training, desto höher der Pulsschlag.

Jedes Herz weist eine Belastungshöchstgrenze auf, die vom Alter abhängig ist. Der Puls kann diesen Wert nicht überschreiten, wie hart das Training auch sein mag. Bei jungen Leuten um die 20 Jahre liegt dieser Wert bei 200 Schlägen pro Minute. Beim Älterwerden sinkt der Maximalwert dann ständig. Unabhängig vom Geschlecht oder dem jeweiligen Fitneßzustand ist der Wert innerhalb einer Altersgruppe gleich. Ziehen Sie ihr Alter von 220 ab, um Ihren persönlichen Maximalwert herauszufinden.

Beispiel: Ich bin 42. Mein Höchstwert ist 220 – 42 = 178.

Ich darf jedoch nie mit dieser Frequenz trainieren! Das ist viel zu anstrengend. Ich muß nur auf 80 % des Maximalwertes kommen. Aus der folgenden Tabelle ersehe ich, daß mein Puls nie über 146 gehen sollte. Ebenso sollte er während meiner 12 Minuten dauernden Ausdauerbetätigung aber auch nicht viel niedriger liegen. (Ich nehme den Maximalwert 80 % und nicht 70 %, weil ich sportlich und fit bin.)

Damit eine Übung auch wirksam ist, müssen wir hart genug arbeiten, um den Herzschlag bis – aber nicht über – 80 % des Maximalwertes zu bringen. (Ihren Wert bei 70 % entnehmen Sie bitte der Tabelle).

Alter	Maximalwert	70 % des Maximal- wertes	80 % (wenn Sie sehr sportlich sind)
65+	150	105	120
60	160	112	128
55	171	120	137
50	175	122	140
45	179	125	143
40	182	127	146
38	184	129	147
36	186	130	149
34	187	131	150
32	189	132	151
30	190	133	152
28	192	134	154
26	194	136	155
24	196	137	157
22	198	139	158
20	200	140	160

Lassen Sie sich bei Ihren Übungen nie das Tempo von anderen aufdrängen. Was für den einen eine 70%-Belastung darstellt, ist für den anderen vielleicht schon 100 %.

Männer und Frauen sollten nicht zusammen trainieren, falls der Mann nicht älter als die Frau ist. Der Grund dafür ist, daß Männer 20 % mehr Muskelmasse und 30 % weniger Körperfett haben, weshalb Männer zum Erreichen ihres Maximalwertes höhere körperliche Belastungen brauchen und Frauen sich überanstrengen könnten, wenn sie mitzuhalten versuchen. Wenn Muskeln übertrainiert werden, schmerzen sie nicht nur, sondern beginnen auch Glukose anstatt Fett zu verbrennen. Nebenbei, Männer haben im Durchschnitt einen Ruhepuls von 72, Frauen von 80. Es gibt jedoch auch Leute mit einem sehr niedrigen Ruhepuls, die sich dann nach der Tabelle 2 bis 3 Altersstufen über ihrem tatsächlichen Alter einordnen dürfen und mit einem entsprechend niedrigeren Maximalwert trainieren können. Mein Mann Peter hat z.B. einen sehr niedrigen Ruhepuls und muß somit mit seinen 49 Jahren nicht auf 122, sondern nur auf 112 Pulsschläge kommen.

Sie können leicht feststellen, ob sie auf 70 % des Maximalpulses kommen, indem sie bei der jeweiligen Übung nach etwa 2 Minuten den Puls 6 Sekunden lang messen, diesen Wert mit 10 multiplizieren und so Ihren Herzschlag pro Minute erhalten. Falls der Puls unterhalb der Marke von 70 % liegt, arbeiten Sie nicht hart genug. Liegt er darüber, sollten Sie etwas langsamer vorgehen. Denken Sie immer daran, daß einige Leute schon ihren Maximalwert erreichen, indem sie buchstäblich nur ihre Fersen anheben, während andere – besser in Form und jünger – zur Erzielung des gleichen Effekts schnell auf der Stelle laufen müssen.

Ich möchte Ihnen gern einige Tips geben, wie Sie ihren Puls am besten messen. Zunächst einmal benötigen Sie eine Armbanduhr oder eine sonstige Uhr mit Sekundenzeiger. Ihr Puls befindet sich auf der Daumenseite des Handgelenks. Falls Sie Schwierigkeiten haben, ihn dort zu finden, versuchen Sie es einmal am Hals, indem Sie ihre Finger von vorn in den Kieferwinkel legen. Einer der Finger wird bestimmt den Puls ertasten. Der Puls sollte nie mit dem Daumen gemessen werden, da dieser einen eigenen Pulsschlag hat und so falsche Werte zustande kommen können.

Kontrollieren Sie ihren 70%-Trainingswert oft, denn nach mehreren Wochen gleicher Übungen muß man möglicherweise die Belastung anheben, um den Trainingsmaximalwert aufrechtzuerhalten. Ebenso wichtig ist, den Trainingsmaximalwert nicht zu überschreiten. Vor Beginn einer Diät oder eines Übungsprogramms sollten Sie selbstverständlich ihren Arzt hierzu befragen. Dies ist ganz besonders wichtig, wenn Sie Übergewicht haben, über 40 Jahre alt sind oder eine chronische Krankheit, hohen Blutdruck, Kreislaufprobleme, Herzbeschwerden oder einen hohen Ruhepuls haben.

Aller Anfang ist leicht

Jeder braucht eine gewisse Motivation, wenn er ein Übungsprogramm anfangen will. Sie wollen vielleicht schlankere Schenkel, einen flacheren Bauch oder gute Fitneß. Übungen und körperliche Betätigung sind ein wichtiger Faktor für ein gesundes Leben, und wenn Sie gesund sind, setzt Ihnen nur der Himmel Grenzen.

Sie müssen sich jetzt einfach nur an ein regelmäßiges Übungsprogramm halten. Sobald Sie sich einmal daran gewöhnt haben, brauchen Sie nur noch zuzusehen, wie Ihr „neuer" Körper entsteht. Sie sehen die positiven Auswirkungen Ihrer Aktivität, wenn Sie sich von hinten im Spiegel betrachten – wabbelige Hüften und Speckbäuche verschwinden, Sie fühlen sich gut und sehen blendend aus.

„Hört sich ja ganz gut an", wird jetzt mancher sagen, „aber mir fehlt die Zeit dazu ... Ich bin doch total außer Form ... Ich habe doch von Natur aus Übergewicht", und so weiter. Ihr Verstand baut aus Bequemlichkeit eben gern Abwehrschranken auf, aber es gibt auch einige Tricks, um seine Proteste zu umgehen.

● Machen Sie Ihre Übungszeit zu Ihrer „persönlichen" Zeit, in der Sie sich ausschließlich um Ihren Körper kümmern. Vergessen Sie für eine Weile Beruf, Familie und Freunde und denken Sie nur daran, wie gut Ihnen diese Übungen tun, wie wichtig sie für Schönheit und Gesundheit sind.

● *Zeit:* Lassen Sie Ihre Übungen zum Teil Ihrer täglichen Lebensgewohnheiten werden, gleichgültig, ob früh am Morgen, in der Mittagspause oder vor dem Abendessen, ganz wie es Ihnen gefällt. Denken Sie daran, es ist **Ihre** Zeit, um von allem Abstand zu bekommen.

● *Ort:* Wählen Sie für die Übungen eine Stelle, wo Sie sich wohl und entspannt fühlen, z.B. den Schlafzimmerboden. Sie brauchen nur eine Matte auf den Boden zu legen – eine Decke oder ein großes Handtuch erfüllen den gleichen Zweck – und darauf zu achten, daß Sie genügend Platz zum Bewegen haben. Zu Ihrer „Inspiration" können Sie um sich herum noch ein paar persönliche Gegenstände aufstellen, wie zum Beispiel ein Foto, das Sie 20 Pfund leichter zeigt. Auch Musik ist zu empfehlen. Nehmen Sie dazu Ihr Lieblingsstück, und die Zeit vergeht wie im Flug.

● *Kleidung:* Sie können alles tragen, was bequem ist und worin Sie sich wohlfühlen. Sie brauchen für Ihre Übungen keine spezielle Kleidung zu kaufen. Es macht jedoch auch Spaß, eine ganz besondere Trainingskleidung zu haben, in der man sich „super" fühlt. Da Sie bei Ihren Übungen Ihre Muskeln strecken und formen und auch gesund schwitzen werden, wählen Sie komfortable Kleidung, in die Sie leicht „hineinkommen" und die sich leicht waschen läßt. Wenn Sie ganz „profihaft" an die Sache herangehen wollen (ein weiteres Instrument für Ihre Motivation), können Sie ein Gymnastiktrikot und Strumpfhosen nehmen oder einen phantasievollen Sweat-Suit – alles, was Sie bei Ihren Bewegungen nicht einschränkt. Oberstes Gebot ist Bequemlichkeit.

● *Ergebnisse:* Falls Sie zu den Leuten gehören, die immer schnell ein Ergebnis sehen wollen, gehen Sie bitte **nicht** auf die Waage. Sie werden bei sich auch schon so nach kurzer Zeit positive Veränderungen feststellen, z.B. höhere Flexibilität und einen besseren Körpertonus. Wenn Sie unbedingt gemessene Werte brauchen, messen Sie einmal in der Woche Ihre Problemstellen mit einem Zentimeterband. Es dauert gar nicht so lange und schon verlieren Sie Zentimeter. Schauen Sie nach ein paar Wochen in den Spiegel – Sie werden deutlich sichtbare Erfolge feststellen.

● *Zur Erinnerung:* Nun, da Sie mit Ihren Übungen Ihren Körper kräftigen, ihm mehr Spannkraft verleihen und dadurch die „berühmten" Zentimeter verlieren, sollten Sie nicht den Fehler machen, dies durch Anpassung Ihrer Eßgewohnheiten auszugleichen. Essen Sie nicht mehr, weil Sie sich körperlich betätigen, sondern behalten Sie ihre jetzigen maßvollen Eßgewohnheiten bei. Machen Sie keine Diät. Sie dürfen alles essen, aber von allem nur kleine Portionen.

Wie man Yoga-Übungen durchführen sollte

Genaugenommen gibt es für Yoga keine Regeln, außer was der gesunde Menschenverstand diktiert. Wenn Sie die folgenden 14 Punkte zur Durchführung lesen, werden Sie einen übergreifenden Gesichtspunkt bemerken: die Entspannung. Sie tritt nicht nur nach den einzelnen Übungen ein, sondern auch schon währenddessen. Alles was Sie beim Yoga machen, zielt auf die Freude an einer Aktivität ab, die gleichermaßen sanft und effektiv ist.

1. *Vergleichen Sie sich nie mit anderen!* Bei Yoga geht es um Ihren persönlichen Erfolg. Überschreiten Sie nie die Grenzen Ihrer Fähigkeiten. Wenn Sie Ihre Yoga-Übungen regelmäßig machen, dann sind Sie jeden Tag ein bißchen besser als am Tag zuvor. Im Yoga ist der eigene Erfolg sichtbar. Nach kurzer Zeit beherrschen Sie Stellungen, die Sie sich nie zugetraut hätten.

2. *Lassen Sie sich Zeit,* gehen Sie ganz langsam in die Yoga-Stellungen. Nehmen Sie sich 10–15 Sekunden, bis Sie in die Endstellung kommen. Das ist besser für Ihren Körper, macht die Übungen noch wirkungsvoller und vermindert die Gefahr von Verletzungen.

3. *Verharren Sie in der Endstellung,* bis es Ihnen unbequem wird. Die Belastung der Muskeln muß gesteigert werden, damit Sie in Form bleiben. Als Anfänger sollten Sie 5 Sekunden so verharren, die Sie wöchentlich um weitere fünf Sekunden steigern. Durch das Verharren in einer Stellung haben Sie den gleichen Effekt, als wenn Sie die Übung immer wieder machen. Und so reicht es, die Übungen nur 3mal anstatt 20mal zu machen.

4. *Atmen Sie so normal wie möglich* beim Verharren in einer Stellung. Manche Leute glauben, Sie müßten den Atem anhalten, während Sie verkrampft und verzweifelt eine Stellung einnehmen. Das ist vollkommen falsch. Yoga entspannt sogar während der Übungen. Gehen Sie soweit in eine Stellung, wie Sie es ohne Anstrengung und ohne Schmerzen schaffen, entspannen Sie sich dort und atmen Sie dabei so normal wie möglich. Allgemein sollten Sie ausatmen, wenn Sie eine Stellung einnehmen, und einatmen, wenn Sie die Stellung verlassen. Eine Ausnahme hierbei ist die „Heuschrecke".

5. *Erzwingen Sie nichts.* Machen Sie keine ruckartigen Bewegungen, nur um weiter oder tiefer zu kommen. Gehen Sie so weit, wie Sie können und verharren Sie dort. Schmerzen sind ein Alarmsignal des Körpers. Überhören Sie es nicht, halten Sie sofort inne, Sie verletzen sich sonst. Wenn Sie sich – wie bei Turnübungen – zu schnell bewegen, wenn der Schwung zu groß ist, um auf kurzem Weg anzuhalten, laufen Sie Gefahr, das Alarmsignal zu überhören. Schmerzen und Muskelkater sind die Folge.

6. *Konzentrieren Sie sich völlig* auf die Übungen, die Sie gerade machen. Konzentration ist besonders für die Gleichgewichtsübungen notwendig. Schnelle Bewegungen mit dem Kopf, Sprechen oder verlegenes Lachen, wenn Sie Ihr Gleichgewicht verloren haben, verzögern den Erfolg und schmälern die Wirksamkeit. Führen Sie sich die Übungen genau vor Augen, das stärkt die Konzentration, und diese wiederum hilft Ihnen, die Übung besser auszuführen. Außerdem haben Sie dann noch mehr Spaß an Ihren Übungen.

7. *Beenden Sie eine Stellung genau so langsam,* wie Sie sie begonnen haben. Wenn Sie sich zurückfallen lassen, verliert die Übung mindestens ein Drittel an Wert, und es besteht zudem noch die Gefahr, daß Sie sich verletzen.

8. *Ruhen Sie sich zwischen den Übungen aus.* Die Schönheit von Yoga liegt in seiner Sanftheit. Erschöpfung oder Muskelkater werden vermieden. Verschnaufen Sie, damit Ihre Muskeln, die Sie so wirkungsvoll gedehnt haben, sich wieder zusammenziehen. Und lassen Sie Ihrem Körper Zeit, sich an das Neue zu gewöhnen.

9. *Halten Sie Ihren Körper immer entspannt,* auch im Scheitelpunkt einer Stellung. Dies gilt natürlich nicht für die Teile des Körpers, die direkt zum „Halten" der Stellung gebraucht werden. Anstrengung sollte sich nie in einem verzerrten Gesicht zeigen.

10. *Die beste Zeit für Yoga* ist entweder gleich nach dem Aufstehen oder vor dem Zubettgehen. Richten Sie es so ein, wie Sie es am besten mit Ihren Lebensgewohnheiten in Einklang bringen können. Morgens ist der Körper zwar noch etwas steif, aber die Übungen geben Ihnen Energie für den ganzen Tag. Abends fallen die Übungen leichter, sie erfrischen und entspannen für einen guten Schlaf. Lernen Sie Ihre Übungen als Aktivierungs- und Entspannungsmittel während des ganzen Tags einzusetzen.

11. *Machen Sie regelmäßig Yoga,* auch wenn Sie an manchen Tagen nur für ein paar Übungen Zeit haben. Wählen Sie dann diejenigen aus, von denen Sie genau wissen, daß sie Ihnen gut tun. Betreiben Sie Yoga mit der gleichen Regelmäßigkeit wie Essen oder Schlafen. Sie werden feststellen, daß die neugewonnene Kraft und Flexibilität Ihres Körpers Ihnen neue Vitalität im täglichen Leben gibt.

12. *Gute Haltung* bedeutet normalerweise auch gute Gesundheit. Bemühen Sie sich, Ihren Körper aufrechtzuhalten. Stehen Sie gerade „wie beim Militär". Kneifen Sie die Gesäßmuskulatur zusammen und stellen Sie sich vor, daß Sie jemand leicht am Schopf nach oben zieht.

13. *Yoga bei leerem Magen* macht Ihre Übungsperiode bequemer. Warten Sie nach dem Essen mindestens einein-halb Stunden. Sie fühlen sich dann bei den Übungen wohler und nicht so aufgebläht.

14. *Und schließlich – haben Sie viel Spaß,* denn Yoga ist gut für Ihren Körper. Sie können sich daran erfreuen, wie Ihr Körper mit jeder Übung besser in Form kommt.

Kareens persönlicher Übungsplan

(Alter: 42)

1. Aufwärmübungen (Seite 32)

2. Eine der folgenden Ausdauerübungen:
   a) Springen auf einem Minitrampolin
   b) Laufen auf der Stelle, abwechselnd auch Treppensteigen
   c) Tanzen zu rhythmischer Musik
   d) zügiges Bergangehen, abwechselnd mit Schwimmen, Radfahren, Skifahren, je nach Jahreszeit.

3. Yoga-Übungen
   a) Gruß an die Sonne (3)
   b) Baucheinzieher (3)
   c) Dreieck
   d) gespreizte Beinstreckung – stehend
   e) Aufsetzen
   f) Heuschrecke und Bogen an abwechselnden Tagen
   g) gedrehtes Beinanheben
   h) Twist
   i) Beinüberschlag
   j) Pflug und Schulterstand, abwechselnd
   k) Rumpfbeugenatmung bei gekreuzten Knien
      Verdauungsatmung

„Meine Problemstellen sind Bauch und Oberschenkel, deshalb habe ich als Bauchübungen b), e), f), g), h), i) und j); als Oberschenkelübungen a), c), d), f), g) und i) gewählt.

Ich hatte nie Probleme mit meinen Hüften, aber um allgemein Fett zu verlieren, habe ich sehr viele Bein- und Gesäßmuskelübungen eingeschlossen."

Carls Übungsplan ▬

(Alter: 53)

1. Aufwärmübungen

2. Eine der folgenden Ausdauerübungen:
   a) Springen auf einem Minitrampolin
   b) Tanzen zu rhythmischer Musik
   c) zügiges Spazierengehen
   d) Treppensteigen, abwechselnd mit Schwimmen, Kanufahren, Schlittschuh- und Rollschuhlaufen, Skilanglaufen, je nach Jahreszeit

3. Yoga-Übungen
   a) Arm- und Beinstreckung
   b) Heuschrecke
   c) Dreieck
   d) Baucheinzieher
   e) Pumpe
   f) Aufsetzen
   g) Schaukel
   h) Brustexpander
   i) Kobra
   j) Katzenstreckung
   k) abwechselnde Beinstreckung
   l) Verdauungsatmung oder Tiefatmung

„Meine Probleme sind mein Bauch und meine Flexibilität. Ich mache gerne Übungen für die großen Bein- und Gesäßmuskeln, um Kalorien abzubauen und Kraft zu gewinnen.
Wenn ich sehr beschäftigt bin, kann ich zur „Übung" tagsüber an meiner Arbeitsstelle nur möglichst viel Treppenlaufen, abends springe ich dann noch etwas auf dem Minitrampolin. Wenn ich dann noch Aufsetzübungen mache, habe ich das gute Gefühl, für heute genug getan zu haben."

Ihr persönlicher Übungsplan

_____

_____

_____

_____

_____

_____

_____

_____

_____

_____

_____

_____

Ihr persönlicher überarbeiteter Übungsplan

_____

_____

_____

_____

_____

_____

_____

_____

_____

_____

_____

_____

_____

_____

Yoga-Übungen

Ratschläge zum Aufwärmen

Bevor Sie mit Ihren Übungen beginnen, sollten Sie Ihrem Körper die Gelegenheit geben, sich aufzuwärmen, um die Verletzungsgefahr auszuschalten. Es ist wie mit dem Aufwärmen Ihres Wagens an einem kalten Wintermorgen. Niemand, der etwas von Autos versteht, würde sofort losrasen. Sie wollen Ihren Kreislauf auf Touren bringen und angespannte Muskeln sanft dehnen. Dies ist gar nicht so schwer und kann auf die verschiedenste Art und Weise erreicht werden.

Sie können natürlich zum Aufwärmen so bewährte Yoga-Übungen wie die „Schaukel" wählen, aber genauso gut ist es, einfach den Körper zu **bewegen.** Sie stellen sich bequem auf, machen ein paar entspannende Atemzüge und beginnen:

Körperwiegen	Ausschütteln, wie eine Marionette
Zittern	Laufen auf der Stelle
Schütteln	Tanzen zu entspannender Musik
Strecken	tiefes Atmen
Beugen	

Nehmen Sie zum Aufwärmen keine Musik von den Bee Gees, den Supremes, Rod Stewart, den Rolling Stones, Paul McCartney und den Wings, Janis Joplin und Jimi Hendrix, um nur einige zu nennen. Der Takt in ihrer Musik klingt wie „dit-dit-da", während der Schlag des Herzens eher „da-dit" und der der Blutgefäße „da-dit-dit-" ist. Mit anderen Worten, dieser besondere Beat im Rock läuft dem Herzschlag entgegen und führt zu Streß. Da wir dauernd das Schlagen unseres Herzens spüren, fühlen wir unbewußt, daß etwas nicht stimmt, wenn wir einen anderen Taktschlag hören.

Ich weiß noch genau, wie ich einmal zu „Saturday Night Fever" von den Bee Gees so heftig tanzte, daß ich erschöpft zusammensank und dachte, ich bekäme gleich einen Herzinfarkt. Heute weiß ich, daß es der Beat war, der zu meinem Zusammenbruch führte, und nicht das Tanzen – eine an sich ja besonders geeignete Ausdauerübung. Ich empfehle Ihnen also eher klassische Musik, Walzer, langsame Schlager und – erstaunlicherweise – Aufnahmen von Elvis Presley.

Unterschätzen Sie bitte nicht die Bedeutung von Aufwärmübungen. Die Muskelzellen sind die einzigen Teile des Körpers, die ihre Energie in Sekundenbruchteilen bis um das 50fache steigern können. Alle Zellen des Körpers brauchen natürlich Energie, aber nur die Muskeln benötigen für ihre plötzliche Aktivierung derartige Mengen in so kurzer Zeit – um die „Aktion zu federn". Falls die Muskeln total „kalt" sind, sind sie „spröder" und dadurch verletzungsanfälliger. Richtig aufgewärmt arbeiten sie besser und unterstützen Sie bei Ihren Übungen für mehr Kraft, Geschmeidigkeit und Schlankheit.

Kombinierte 3-in-1-Übungen für Männer und Frauen zum Abnehmen an Hüfte, Bauch und Beinen

Wenn Sie mir die Wahl geben zwischen einer Übung nur für meinen Bauch und einer Übung, die gleichzeitig Bauch, Hüfte und Beine trainiert, nehme ich natürlich die 3-in-1-Übung. Wer würde das nicht? Dies ist ganz einfach ökonomischer, und deshalb habe ich Ihnen die folgenden kombinierten Übungen zusammengestellt. Sie können sowohl von Männern als auch von Frauen ausgeführt werden und ersparen Ihnen durch ihre 3fache Wirkung viel Zeit und Energie.

Es ist natürlich unmöglich, nur den Bauch zu trainieren und dabei nicht auch bis zu einem gewissen Maß andere Muskeln und Organe miteinzubeziehen. Was meine kombinierten Übungen hingegen so besonders macht, ist, daß sie für alle 3 Bereiche gleichermaßen wirkungsvoll sind. Die Bauchmuskelübungen lassen sich in 2 Gruppen einteilen, nämlich die für den oberen und die für den unteren Bauch. Bei Männern sammelt sich Fett eher am oberen Bauch, bei Frauen am unteren Bauch. Ich habe diese Tatsache bei meinem Übungsplan berücksichtigt und die kombinierten 3-in-1-Übungen so ausgelegt, daß sie für beide Geschlechter gleich gut geeignet sind, während die später folgenden 2-in-1-Übungen entweder nur für Männer oder nur für Frauen bestimmt sind. Wenn Sie einen dicken Bauch haben, werden Sie bestimmt auch feststellen, daß die Hüften ebenfalls betroffen sind. Deshalb sollten Sie bei Ihren Übungen einige der kombinierten 3-in-1-Übungen miteinbeziehen (die für Sie am nötigsten und wirkungsvollsten sind) und dann die für Ihr Geschlecht bestimmten 2-in-1-Übungen hinzufügen.

Sie fragen sich bestimmt, warum bei den kombinierten 2-in-1-Übungen auch Beinmuskelübungen auftauchen. Was haben die Beine mit Hüfte und Bauch zu tun? Eigentlich nichts, aber sie haben eine ganze Menge mit der allgemeinen Fettreduzierung des Körpers zu tun (siehe hierzu auch die Einleitung, Seite 13). Da die Bein- und Gesäßmuskeln die größten Muskeln des Körpers sind, benötigen sie beim Üben die meiste Energie und verbrennen deshalb auch die meisten Kalorien!

Machen Sie also Beinübungen, um Fett an den Hüften zu verlieren! Beinübungen sind außerdem ganz hervorragend für Sportarten wie Skifahren und Tennis. Stellen Sie sich Ihren eigenen Übungsplan zusammen. Wählen Sie dabei nicht die für Sie leichtesten Übungen, sondern eher die, die Ihnen schwerfallen. Je mehr Sie an einer bestimmten Übung arbeiten müssen, desto nötiger ist sie wahrscheinlich für Sie.

Arm- und Beinstreckung

Taille
Bauch
Beine

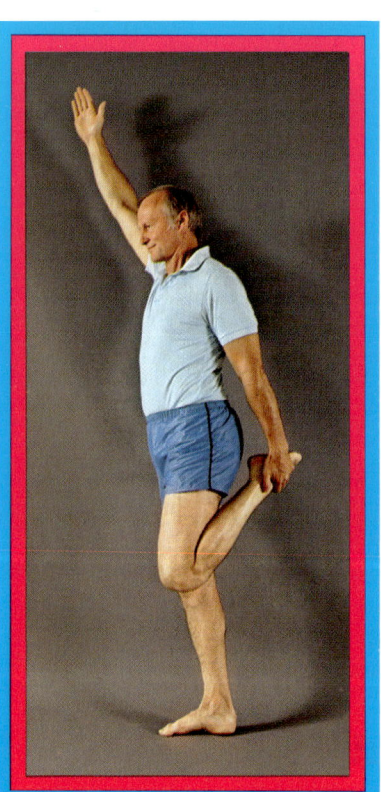

Stellen Sie sich auf-
recht hin, die Fersen
geschlossen, die Zehen
leicht nach außen ge-
richtet. Heben Sie ganz
langsam den rechten
Arm, bis die Hand über
Ihrem Kopf ist. Die Ell-
bogen sind gestreckt.
Beugen Sie Ihr linkes
Knie, und bringen Sie
das Bein ganz nah an
Ihr Gesäß. Verlagern
Sie Ihr Körpergewicht
auf den rechten Fuß.
Umfassen Sie mit der
linken Hand Ihren
linken Fuß.

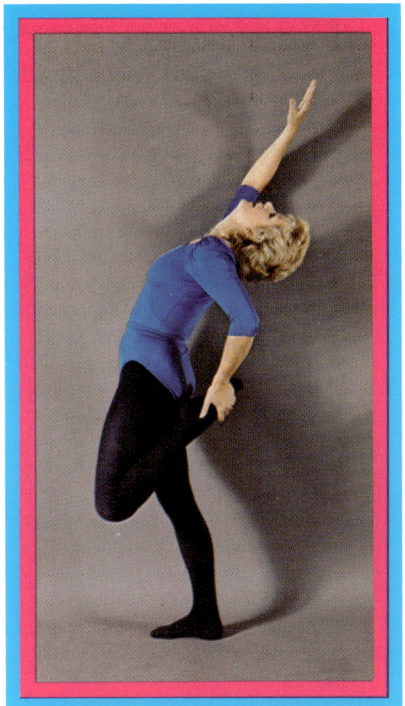

Atmen Sie aus. Beugen Sie sich jetzt von der Taille aus nach hinten, indem Sie zur gleichen Zeit an Ihrem linken Fuß ziehen und den rechten Arm, so weit es die Balance erlaubt, nach hinten bewegen. Legen Sie Ihren Kopf nach hinten und verharren Sie 5 Sekunden in dieser Stellung. Wiederholen Sie diese Übung 3mal auf jeder Seite.

Wichtig:

- ■ Üben Sie zuerst einfachere Gleichgewichtsstellungen.
- ■ Konzentrieren Sie sich bei dieser Übung; das hilft Ihnen, die Balance zu halten.

Bogen

Taille
Bauch
Hüfte

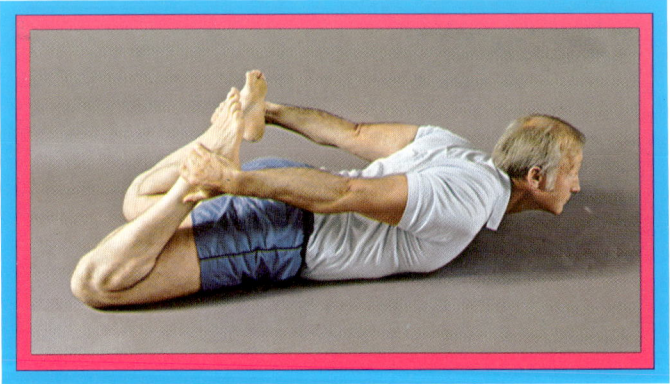

Legen Sie sich auf den Bauch. Winkeln Sie Ihre Knie an, und bringen Sie die Füße so nah wie möglich an Ihr Gesäß.

Fassen Sie fest Ihre Knöchel. Heben Sie den Kopf und atmen Sie ein. Falls Sie damit Schwierigkeiten haben, fassen Sie erst den einen Knöchel, dann den anderen.

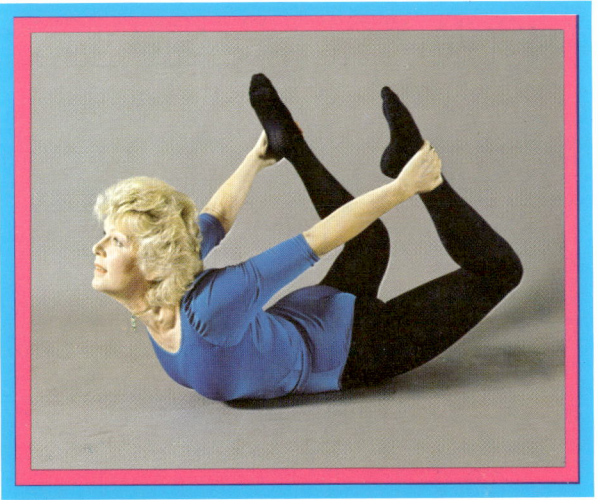

Atmen Sie aus und heben Sie Ihre Knie vom
Boden hoch, indem Sie die Knöchel von
den Händen wegdrücken. Verharren Sie
5 Sekunden oder länger in dieser Stellung.
Wiederholen Sie die Übung 3mal.

Wichtig:

■ Drücken Sie die Knöchel hoch und weg,
anstatt sie mit den Händen herunterzuziehen,
um die Knie vom Boden abzuheben.

■ Verlassen Sie die Stellung langsam. Lassen
Sie sich nicht zurückschnellen.

Variante

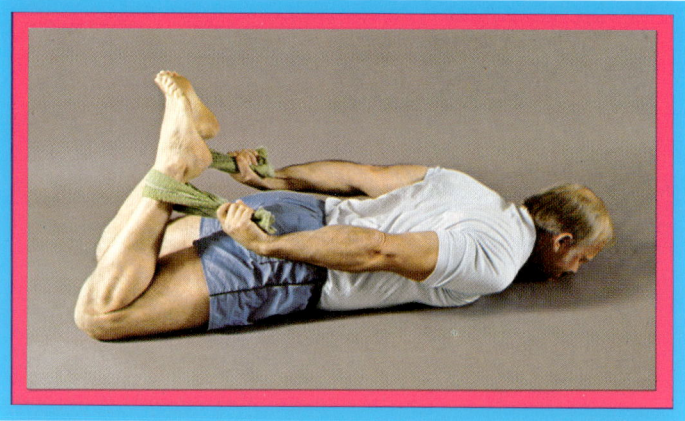

Nehmen Sie ein Handtuch oder ein Kopftuch und
legen es um die Fußgelenke, wenn Sie diese sonst
nicht erreichen können.

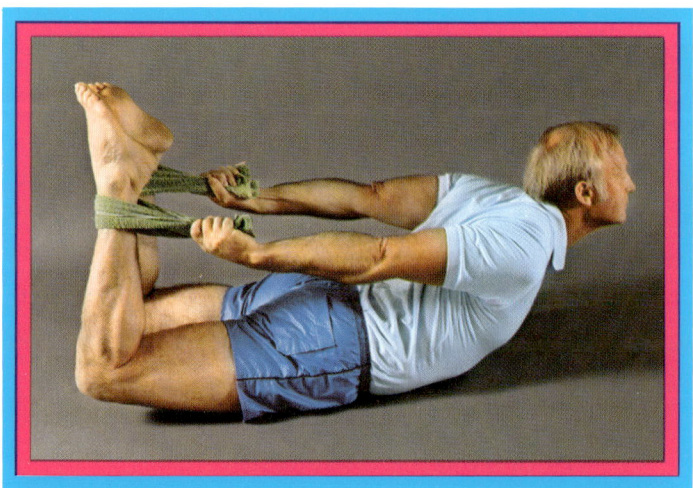

Drücken Sie die Knöchel so weit wie möglich nach
oben und verharren Sie dort.

Beinüberschlag

Taille
Bauch
Beine

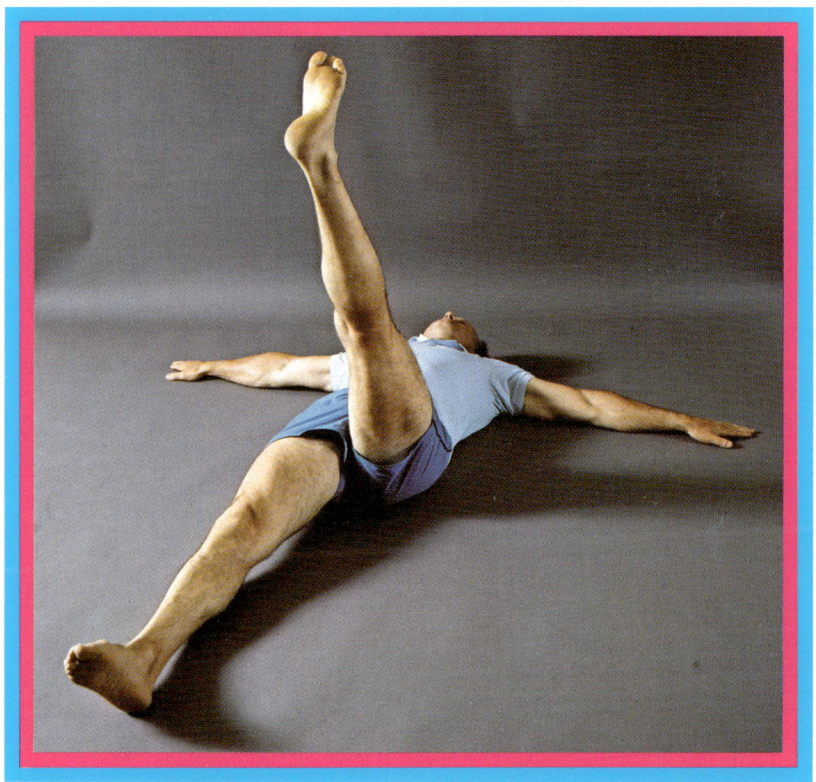

Legen Sie sich auf den Rücken, die Arme zur Seite gestreckt.
Atmen Sie ein, und heben Sie Ihr linkes Bein, bis es senkrecht
nach oben zeigt.

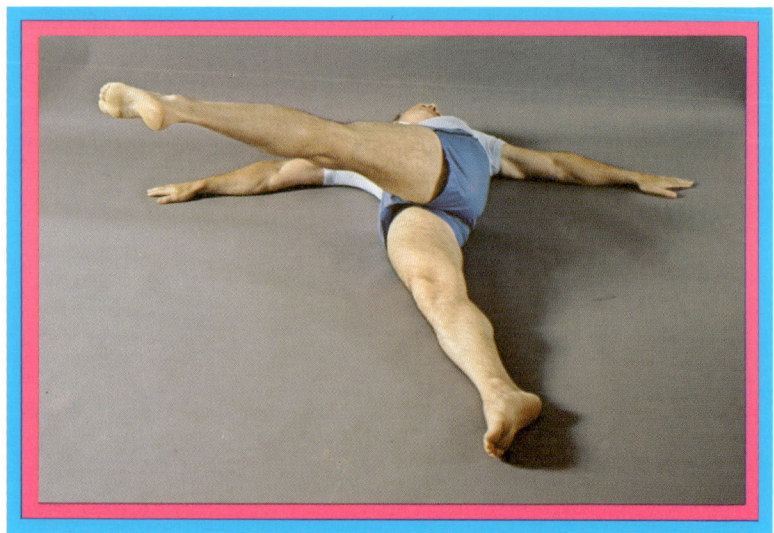

Atmen Sie nun aus, und führen Sie das Bein nach rechts, über den Körper hinweg. Versuchen Sie, mit dem Fuß den Boden zu berühren.
Achten Sie darauf, daß beide Schultern fest am Boden bleiben. Drehen Sie Ihren Kopf in die entgegengesetzte Richtung, und verharren Sie 5 Sekunden oder länger in dieser Stellung. Wiederholen Sie die Übung 2mal.

Wichtig:

- Halten Sie Ihr Bein beim Überschlagen stets gestreckt.
- Halten Sie **beide** Schultern am Boden.
- Setzen Sie das Bein auf einem Stuhl ab, wenn Sie älter oder außer Form sind.

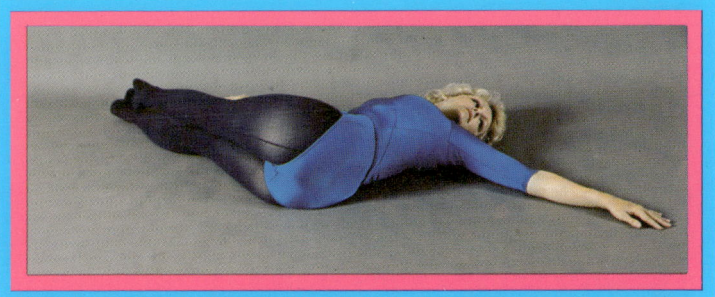

Liegen Sie wie oben beschrieben. Atmen Sie ein, und bringen Sie dann beide Beine zur Seite. Versuchen Sie, den Boden zu berühren, und halten Sie die Stellung 5 Sekunden.

Heuschrecke

Taille
Bauch
Hüfte

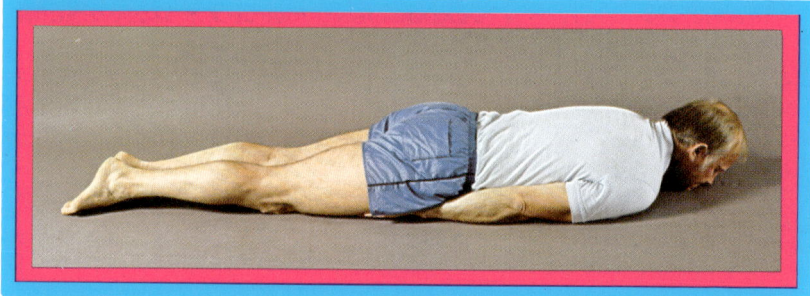

Legen Sie sich mit dem Bauch auf den Boden; das Kinn ist ebenfalls am Boden. Die Arme sind an der Seite, die Handflächen unter den Oberschenkeln.

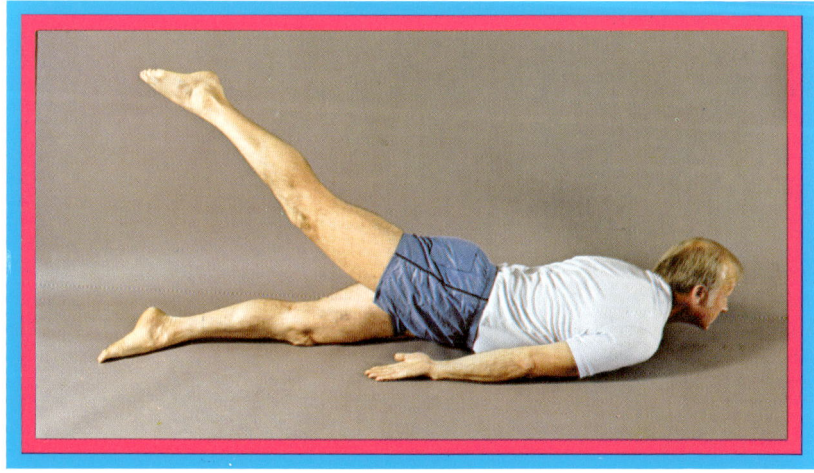

Atmen Sie ein, heben Sie den Kopf und das rechte Bein so hoch wie möglich.

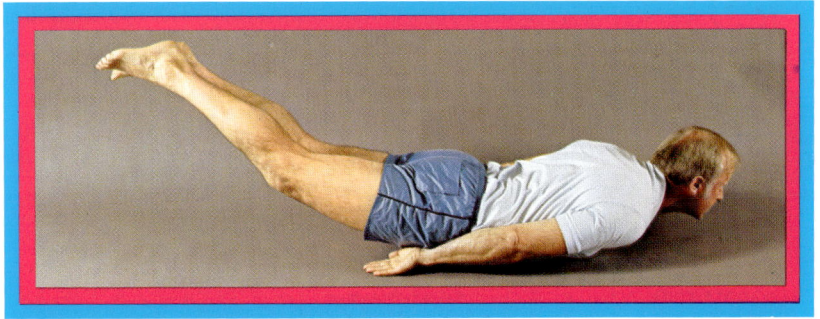

Verharren Sie 5 Sekunden in dieser Stellung, und atmen Sie normal. Atmen Sie dann aus, und gehen Sie in die Ausgangsstellung zurück. Wiederholen Sie die Übung mit dem anderen Bein. Schließlich können Sie beide Beine anheben.

Wichtig:

- Drücken Sie mit den Händen nach unten, damit die Beine höherkommen.
- Halten Sie die Beine gerade.
- Spannen Sie beim Nachobengehen den Körper an.

Varianten

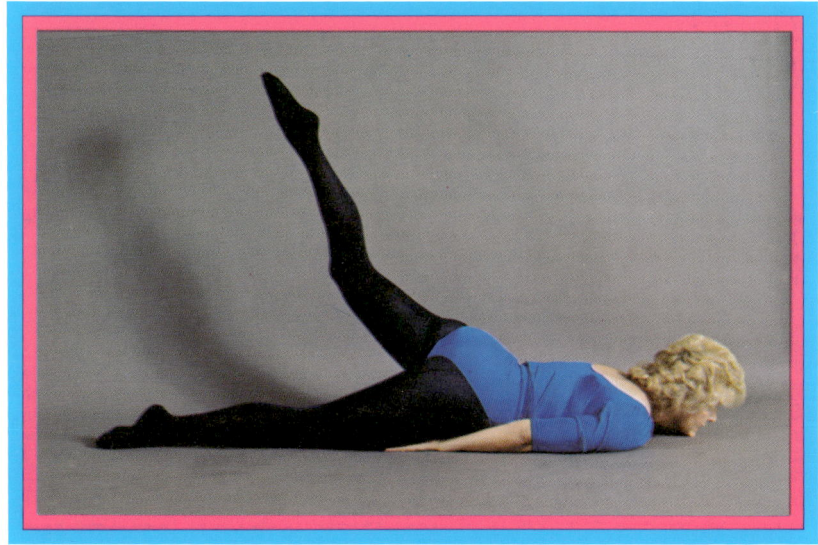

1 Bewegen Sie Ihre Beine bei untenliegenden Armen 12mal wie eine Schere auf und ab.

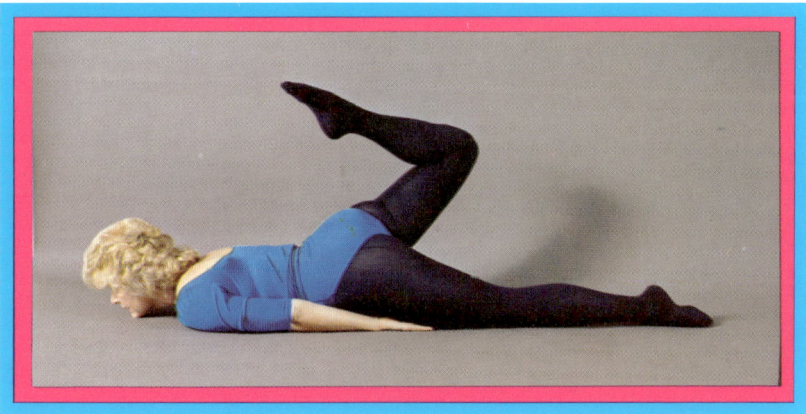

2 Heben Sie ein Bein an, und winkeln Sie Ihr Knie 6mal ab, während das Bein obenbleibt. Wiederholen Sie die Übung für die andere Seite.

Seitliches Beinanheben

Taille
Bauch
Beine

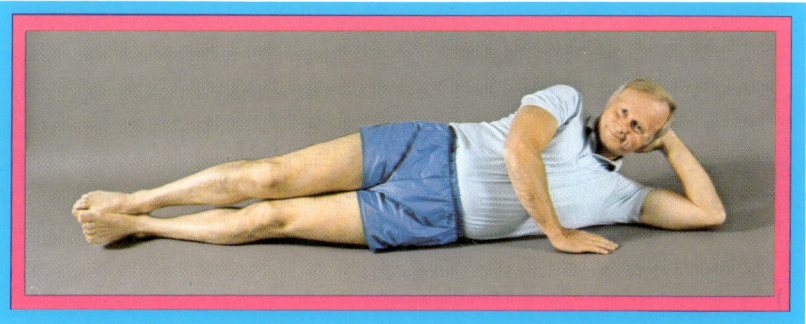

Legen Sie sich auf die Seite. Der eine Arm ist zum Kopf
angewinkelt, der andere Arm geht vor der Brust zum Boden.
Atmen Sie ein.

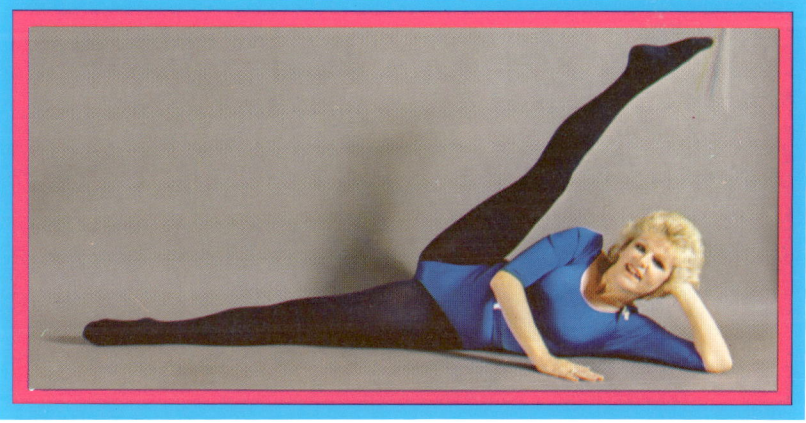

Halten Sie den Körper in einer Linie. Atmen Sie aus und
heben Sie Ihr Bein so hoch wie möglich. Verharren Sie
5 Sekunden in dieser Stellung.

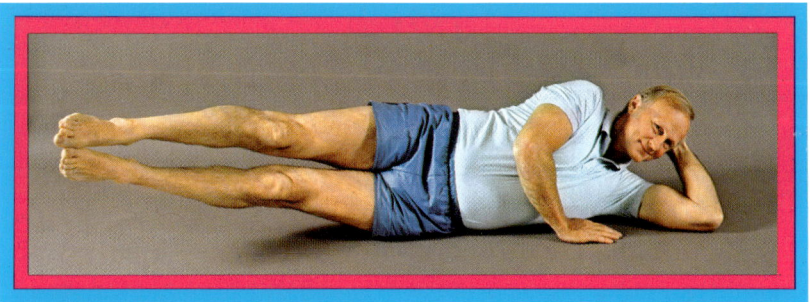

Senken Sie das Bein wieder langsam ab. Wiederholen Sie die
Übung 2mal. Dann machen Sie das Ganze auf der anderen
Seite. Schließlich können Sie versuchen, beide Beine
anzuheben.

Wichtig:

- Halten Sie Ihren Körper gerade, knicken Sie
  nicht in der Taille nach vorn.

- Drücken Sie mit der am Boden liegenden
  Hand nach unten, um das Bein möglichst
  hoch anzuheben.

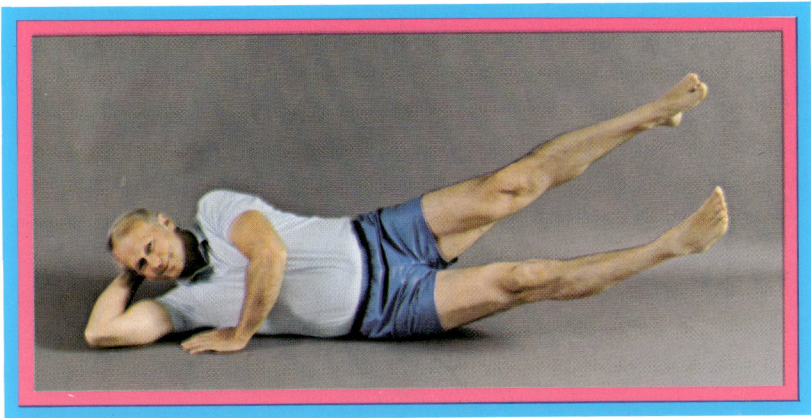

1 Legen Sie sich auf die Seite, und stützen Sie Ihr Körpergewicht mit dem zum Kopf angewinkelten Arm ab. Heben Sie zuerst ein Bein an, und lassen Sie dann das andere folgen, bis sie zusammenkommen. Wiederholen Sie das 3mal, auch für die andere Seite. Senken Sie die Beine zusammen zum Boden ab.

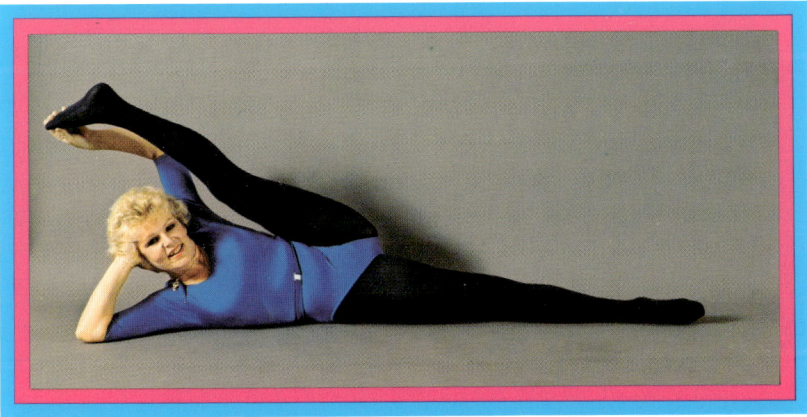

2 Legen Sie sich auf die Seite. Heben Sie ein Bein an und fassen es wie gezeigt mit der Hand. Ziehen Sie das Bein so weit es geht in Richtung Ohr. Verharren Sie eine Weile in dieser Stellung.

Gespreizte Beinstreckung – stehend

Taille
Bauch
Beine

Stehen Sie mit
gespreizten Beinen.

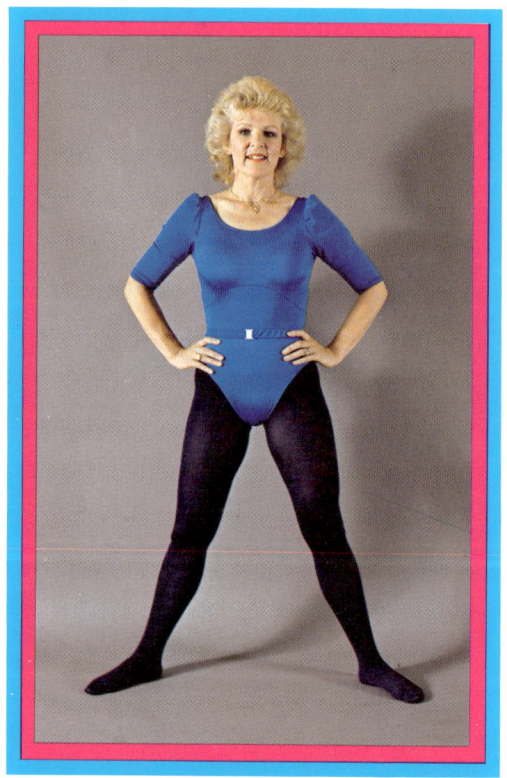

Wichtig:

■ Halten Sie die Knie und den Rücken gerade.

■ Halten Sie den Kopf, die Hände und die
Beine in einer geraden Linie.

Beugen Sie sich nach vorne, und berühren Sie mit den Händen den Boden. Atmen Sie ein und heben dabei den Kopf.

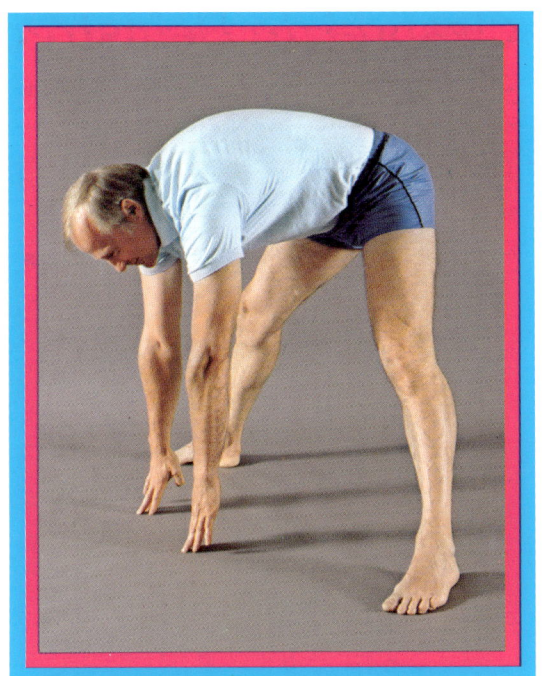

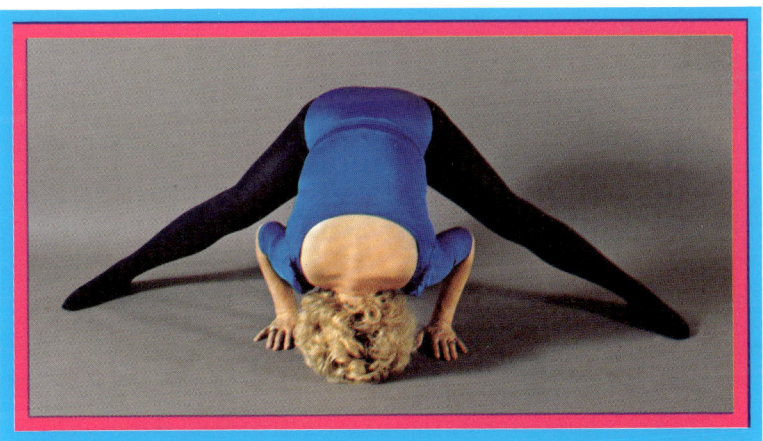

Atmen Sie aus, beugen Sie die Ellbogen, und versuchen Sie, die Stirn auf den Boden zu bringen. Verharren Sie dort, atmen Sie dabei normal. Atmen Sie nun aus, und richten Sie sich wieder auf. Wiederholen Sie die Übung 2mal.

Pfeil

Taille
Bauch
Beine

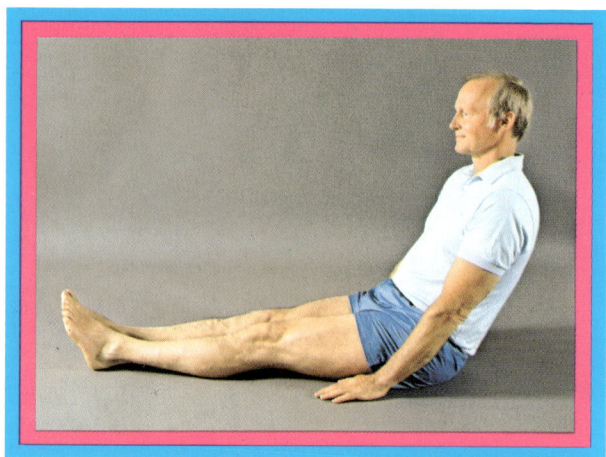

Setzen Sie sich mit ausgestreckten Beinen auf den Boden. Die Arme sind an den Hüften.

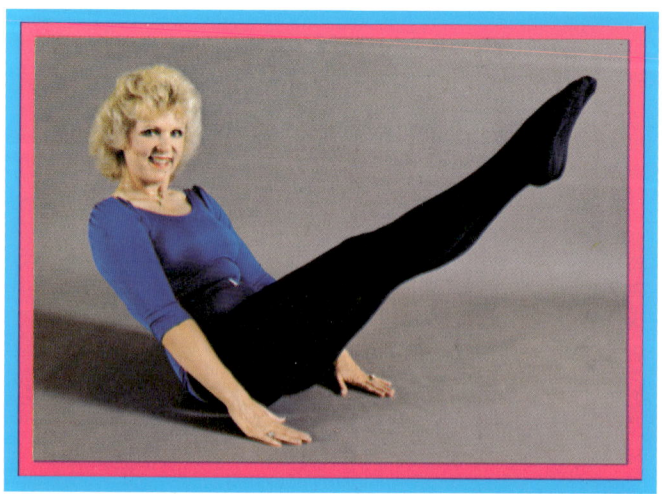

Lehnen Sie sich zurück, und atmen Sie dabei aus. Heben Sie die Beine dann langsam bis auf Kopfhöhe an.

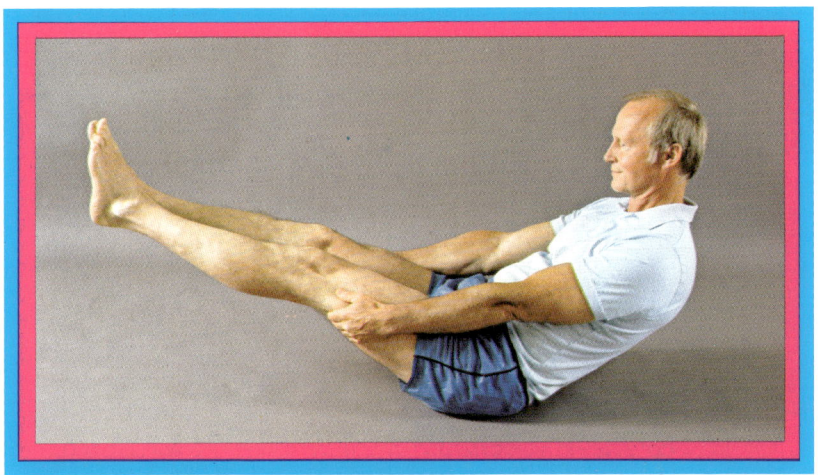

Verharren Sie in dieser Stellung, so lange es Ihnen angenehm ist. Lassen Sie die Beine langsam wieder sinken. Wiederholen Sie die Übung 2mal.
Fassen Sie mit den Händen unter die Oberschenkel und heben sie an. Verharren Sie kurze Zeit in dieser Pose.

Wichtig:

- Konzentrieren Sie sich richtig, dann fällt die Balance leichter.

- „Erfühlen" Sie Ihr Gleichgewicht, indem Sie die Füße anfangs nur wenige Zentimeter anheben und dann langsam in die Endposition gehen.

- Versuchen Sie es noch einmal, wenn Sie auf den Rücken rollen. Das passiert am Anfang oft.

Varianten

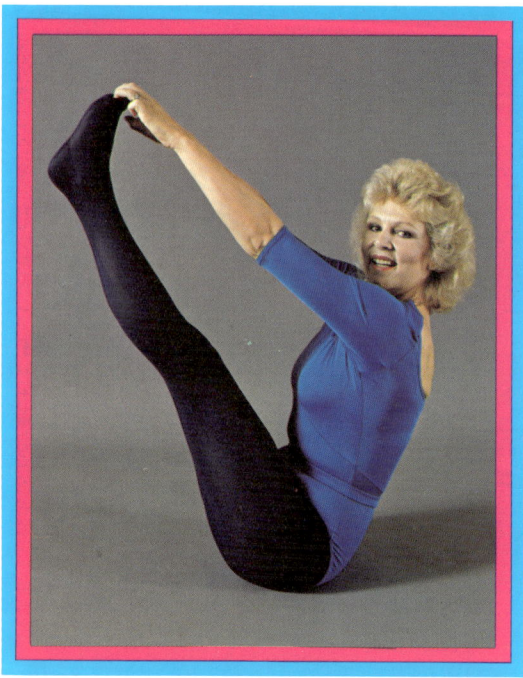

1

Sitzen Sie wie oben beschrieben. Beugen Sie die Knie und fassen Sie Ihre Zehen. Dann heben Sie die Fersen an und legen sich nach hinten, bis Sie Ihr Gleichgewicht haben. Strecken Sie zum Abschluß langsam die Knie, und verharren Sie in dieser Stellung.

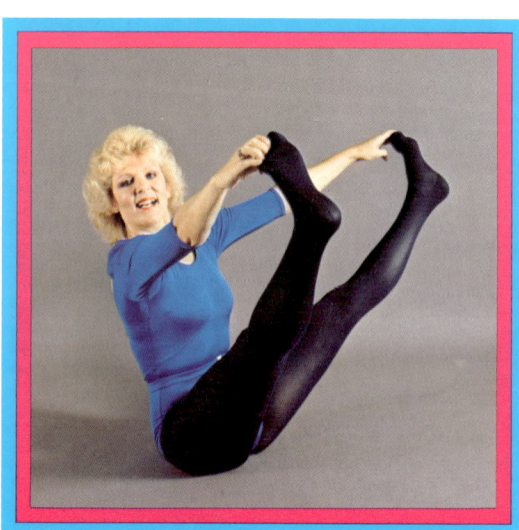

2

Sitzen Sie wie oben beschrieben. Spreizen Sie die Beine so weit wie möglich, während Sie die Zehen halten. Verharren Sie in dieser Stellung, und versuchen Sie, das Gleichgewicht zu halten.

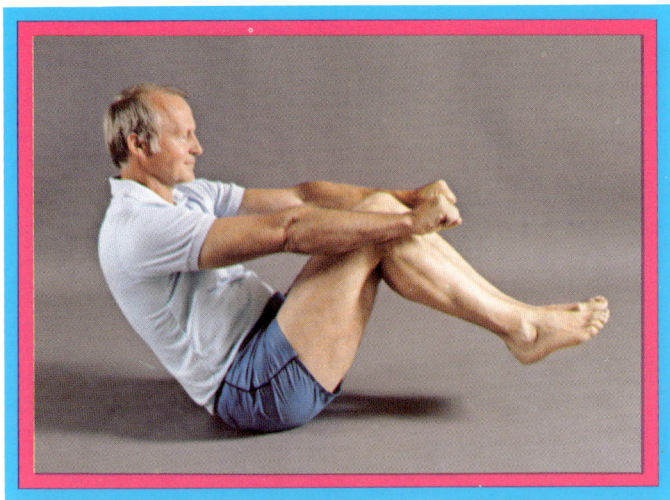

3 Ruderboot: Sitzen Sie hierzu mit leicht
gebeugten Knien und ausgestreckten Armen.
Ihr Oberkörper ist nach vorne in Richtung
auf die Knie vorgebeugt, wie beim Rudern.

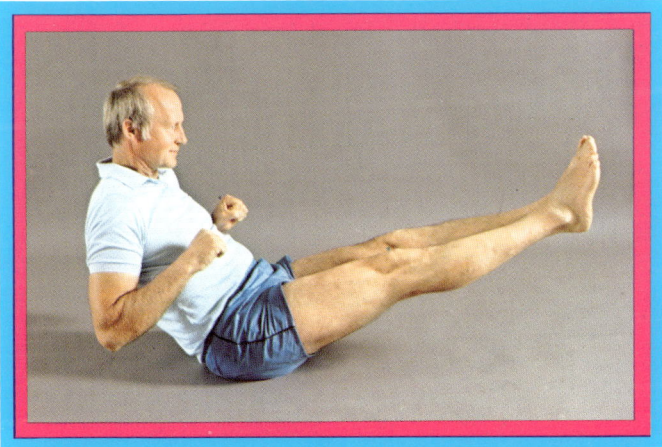

Lehnen Sie sich zurück. Heben Sie die Beine
an, und bringen Sie die Fäuste vor die Brust.
Wiederholen Sie diese Bewegung 10- bis
20mal.

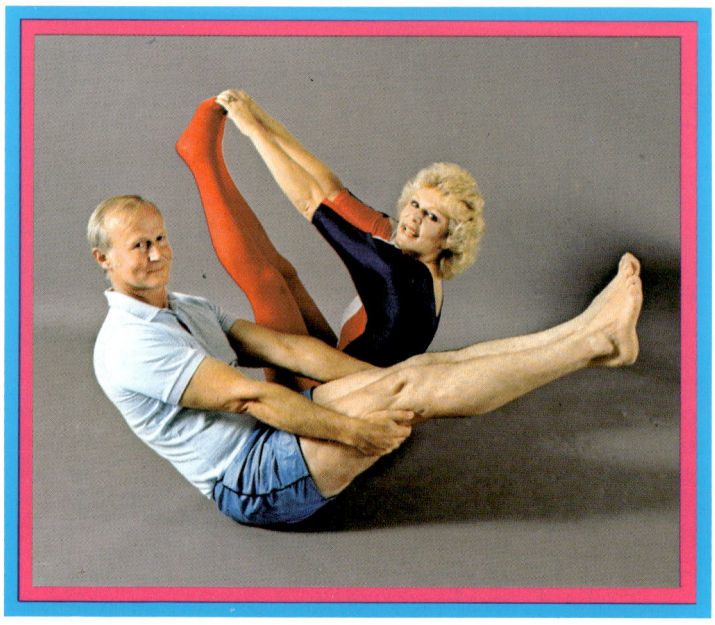

4 Machen Sie die Übung zum Spaß gemeinsam.

Gruß an die Sonne

Taille
Bauch
Beine

Stehen Sie mit leicht
gespreizten Füßen. Die
Hände liegen zusam-
mengefaltet vor der
Brust.

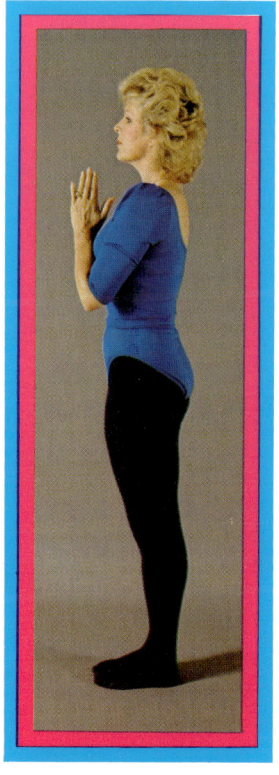

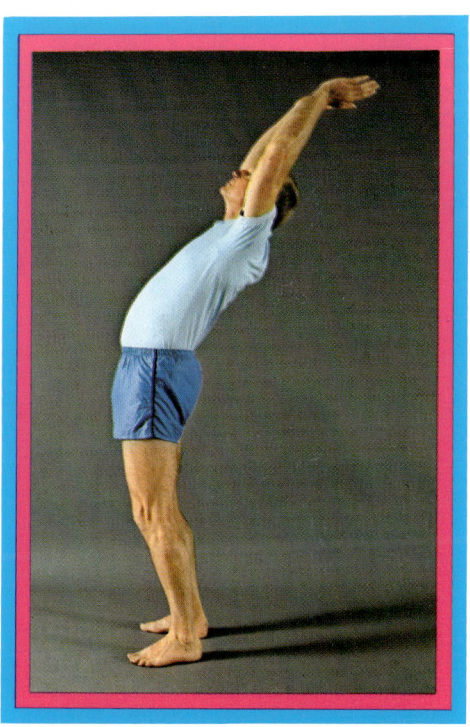

Atmen Sie ein, heben Sie die
Arme über den Kopf, und
beugen Sie den Oberkörper
nach hinten. Das Becken ist
vorgedrückt.

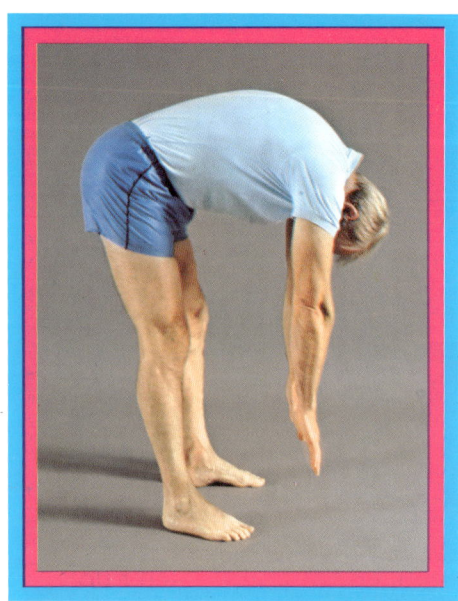

Atmen Sie aus, beugen Sie sich nach vorne und bringen Sie die Hände bei durchgestreckten Knien neben den Füßen auf den Boden.

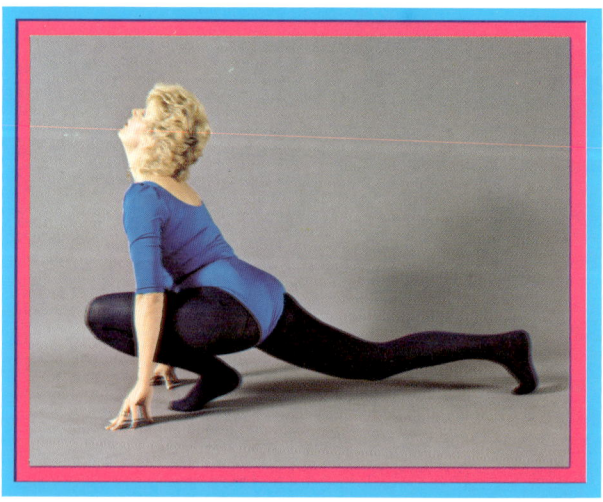

Atmen Sie ein, beugen Sie die Knie, und setzen Sie den rechten Fuß nach hinten. Die Rückseite Ihres linken Oberschenkels ruht auf der Wade. Lassen Sie das Gesäß tief, halten Sie das rechte Knie gestreckt und heben Sie den Kopf. Versuchen Sie, Ihren Rücken gut nach hinten zu biegen.

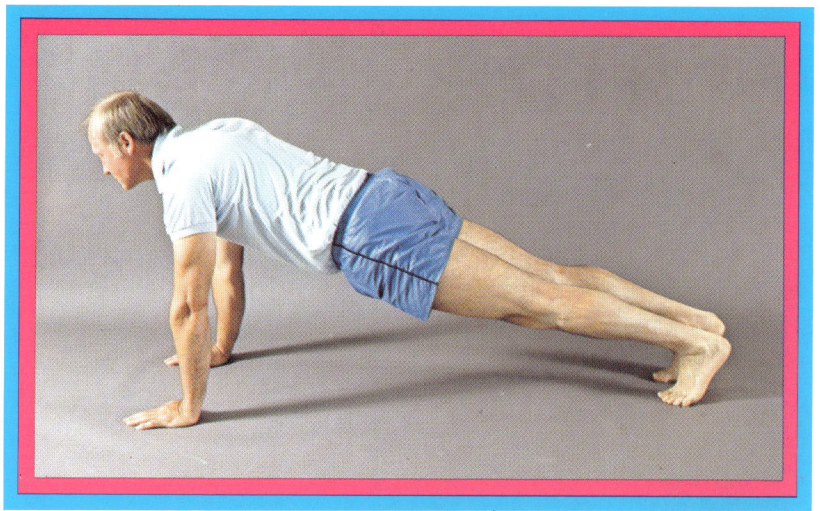

Halten Sie den Atem an, und bringen Sie Ihren linken Fuß neben den rechten. Der Körper ist dabei gerade und wird nur von den Händen und den Zehen gestützt.

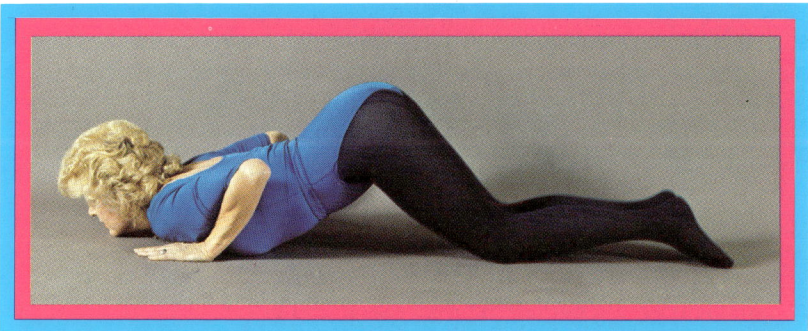

Atmen Sie aus, und gehen Sie in folgender Reihenfolge mit dem Körper zum Boden: Knie, Stirn und Brust.

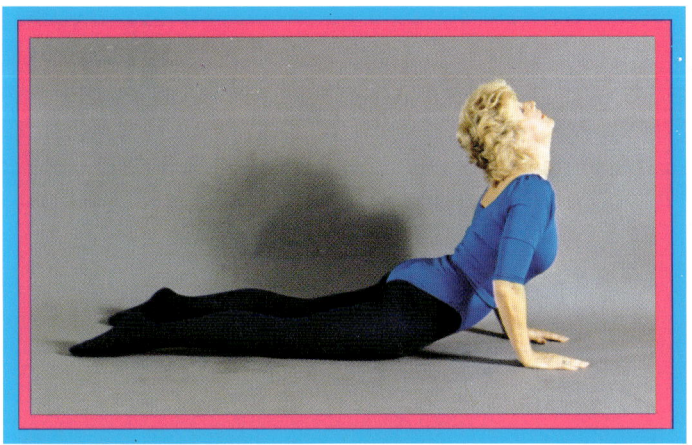

Atmen Sie ein, und senken Sie in einer weichen
Bewegung das Becken bis auf den Boden ab.
Gleichzeitig heben Sie den Kopf und biegen den
Rücken wie bei der Kobrastellung.

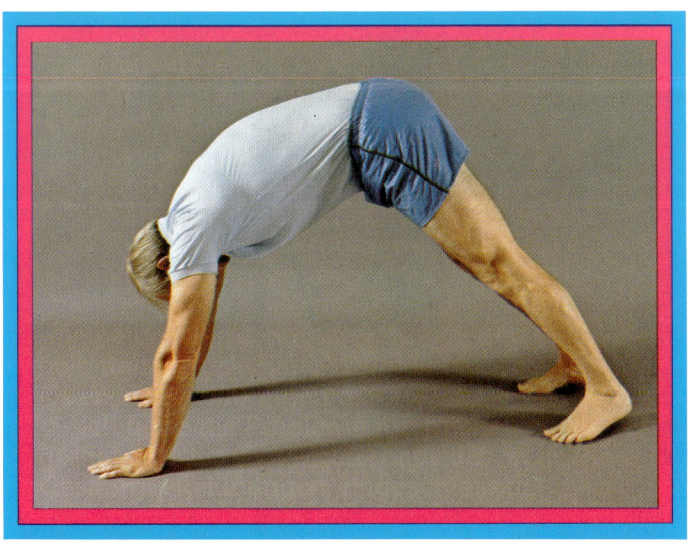

Atmen Sie aus, und drücken Sie das Gesäß mit den
Händen nach oben. Die Knie sind gerade; die Fersen
sollten am Boden bleiben.

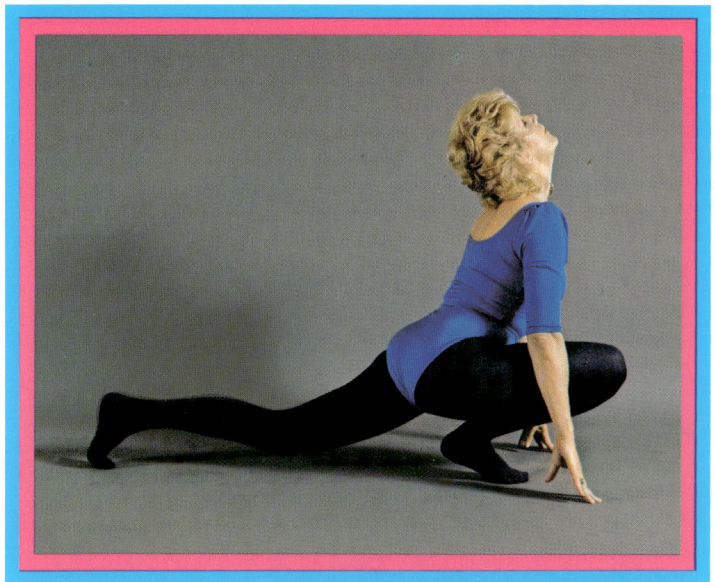

Atmen Sie ein, bringen Sie den rechten Fuß nach vorne bis zwischen die Hände. Lassen Sie Ihr linkes Bein gestreckt, heben Sie den Kopf, und biegen Sie den Rücken.

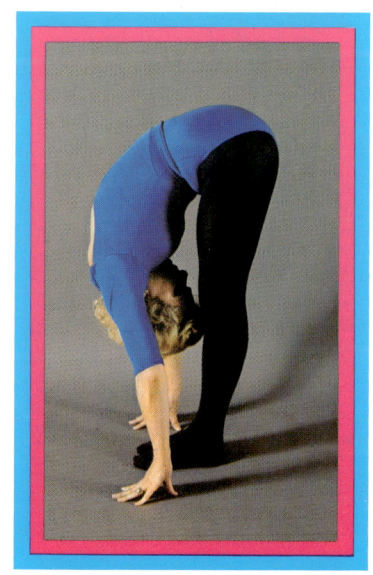

Atmen Sie aus, bringen Sie das rechte Bein nach vorn. Strecken Sie die Knie, und beugen Sie den Rumpf so weit wie möglich nach vorne, mit dem Kopf zu den Knien.

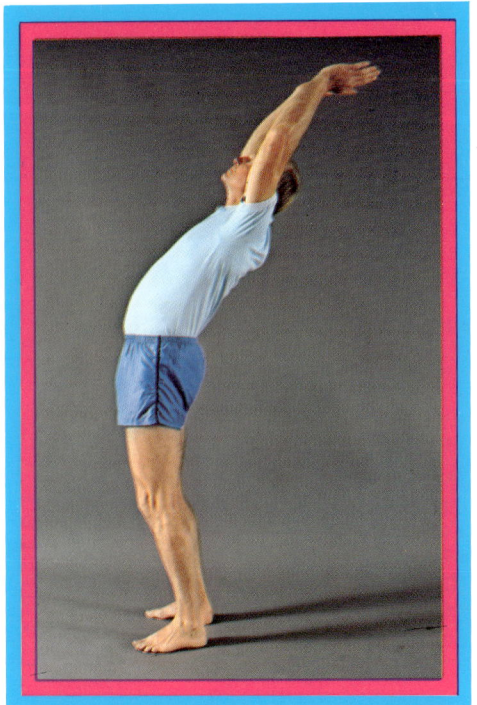

Atmen Sie ein, richten Sie sich wieder auf, wobei die Arme über den Kopf geführt werden.
Lehnen Sie sich so weitwie möglich nach hinten.

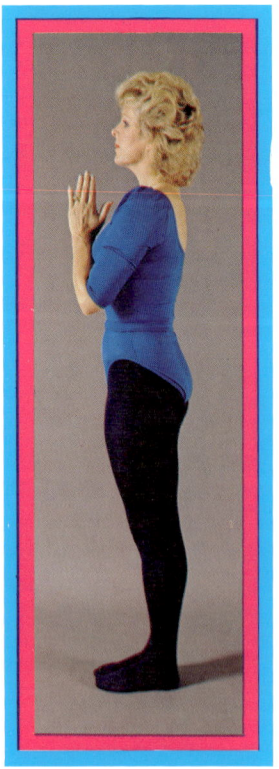

Beenden Sie den Zyklus in der ersten Stellung. Atmen Sie aus, kommen Sie wieder nach vorne, senken die Arme, und entspannen Sie sich. Wiederholen Sie diesen Sonnengruß-Zyklus noch einmal mit weichen, fließenden Bewegungen. Versuchen Sie, schließlich bis zu 12 Wiederholungen zu kommen.

Wichtig:

- Halten Sie lieber kurz inne, als eine Stellung krampfhaft zu halten.

- Konzentrieren Sie sich auf richtiges Atmen.

- Strecken Sie das ausgestreckte Bein ganz, aber lassen Sie auch das Knie und die angezogenen Zehen am Boden.

- Heben Sie den Kopf richtig, und achten Sie auf das Biegen des Rückens. Dabei ist das Gesäß nach vorne geschoben.

Dreieck

Taille
Bauch
Beine

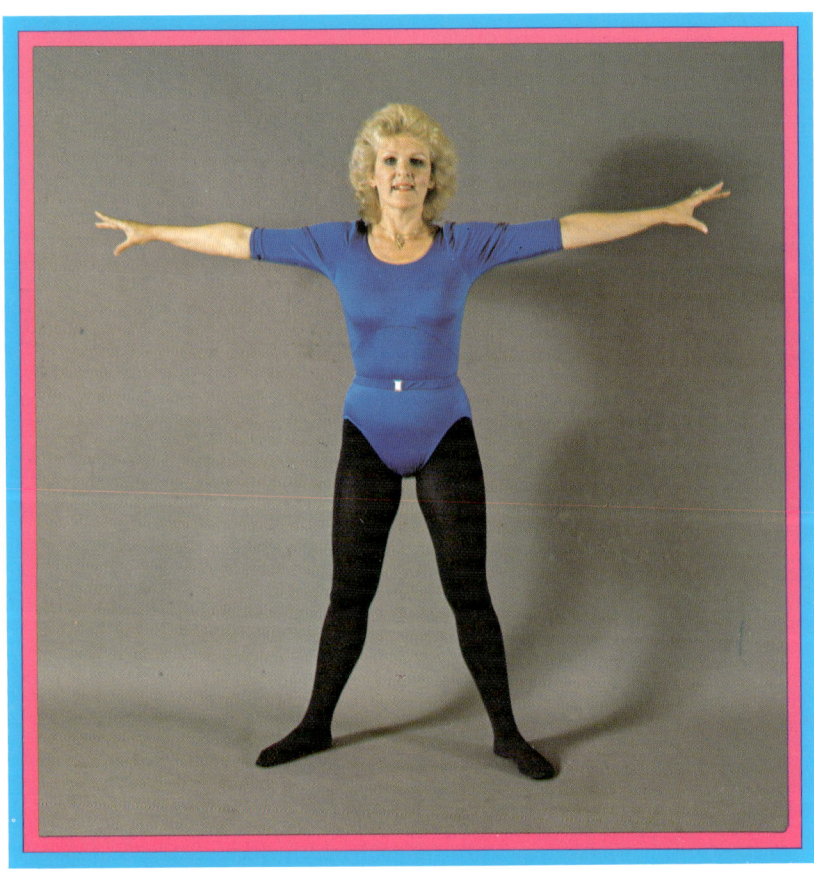

Stehen Sie mit gespreizten Beinen (etwa 70 cm). Strecken Sie die Arme seitlich aus. Drehen Sie den rechten Fuß stark nach außen, den linken Fuß dagegen nur geringfügig.

Beugen Sie den Ober-
körper nach rechts, und
bringen Sie Ihre rechte
Hand so nah wie mög-
lich zum linken Fuß.

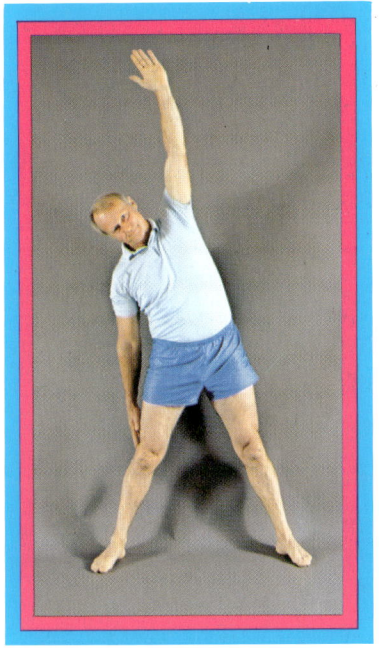

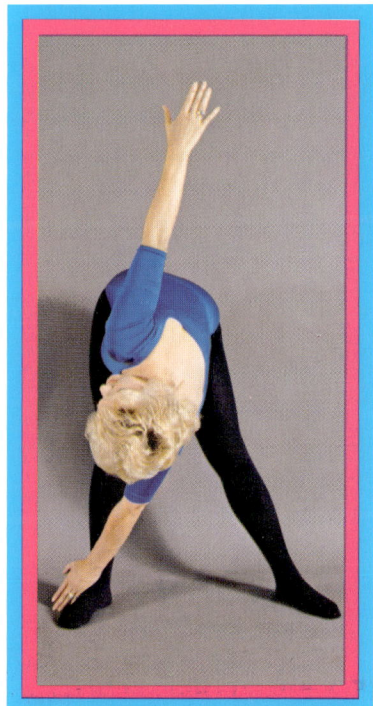

Beugen Sie Ihren
Oberkörper nach
vorne, und berühren
Sie mit der linken
Hand den rechten Fuß.
Heben Sie den rechten
Arm, bis er mit dem
linken Arm eine
gerade Linie bildet.
Schauen Sie zu Ihrer
rechten Hand hoch.
Verharren Sie 10–30
Sekunden in dieser
Stellung. Wiederholen
Sie die Übung auf
jeder Seite 2mal.

Wichtig:

- Halten Sie die Knie die ganze Zeit vollkommen durchgedrückt.
- Strecken Sie Ihre Schultern beim Verharren.

Variante

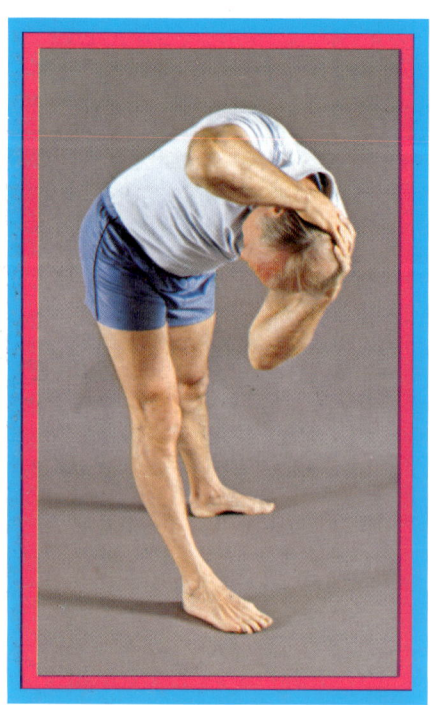

Beugen Sie sich mit hinter dem Kopf verschlossenen Armen nach vorne, und bringen Sie den Ellbogen in die Nähe des gegenüberliegenden Knies. Wiederholen Sie die Übung für jede Seite 2mal.

2-in-1-Übungen für Männer zum Abnehmen an Bauch und Taille

Da Männer im Gegensatz zu Frauen kaum an Übungen zum Abnehmen an den Hüften interessiert sind, habe ich die Stellungen, die auf 2fache Weise positiv wirken, je nach Eignung in ein Kapitel für Männer und in ein Kapitel für Frauen unterteilt. Das Kapitel mit Übungen für Männer spricht mehr den oberen Bauch und die Taille an, während das Kapitel für Frauen in zwei Abschnitte unterteilt ist, die sich zum einen auf den unteren Bauch und die Hüften, zum anderen auf die Taille und die Hüften konzentrieren.

Natürlich sind alle Yoga-Übungen grundsätzlich für Männer und Frauen gleich gut geeignet, und Sie müssen mit keinerlei unerwünschten Nebenwirkungen rechnen, wenn Sie eine Übung aus dem nicht für Sie bestimmten Kapitel besonders mögen. Alle Übungen bearbeiten ihre jeweiligen „Zielgebiete" besonders intensiv und sind sehr empfehlenswert, wenn Sie dort Probleme mit Fettansatz haben. Der gezielte Abbau von Körperfett an bestimmten Stellen ist für sich allein praktisch unmöglich. Sie können durch Ihre Drehübungen dem Körper jedoch helfen, seine fettdurchsetzten Muskeln wieder lang und schlank zu machen.

Durch Ihre Übungen formen und kräftigen Sie die betroffenen Stellen, während Sie gleichzeitig das allgemeine Körperfett durch eine Kombination aus Diät und Ausdaueraktivitäten (Herz-Kreislauf-Training) abbauen. Wenn der Muskel wieder „flach" wird, sehen Sie bedeutend schlanker aus und passen in um ein paar Nummern kleinere Kleidung. Und all das ohne Gewichtsverlust, da Muskeln viel schwerer als Fett sind. Wenn Sie mit Ihren Übungen Fett durch Muskelmasse ersetzen, verlieren Sie tatsächlich „Gewicht", setzen dafür aber an Muskelmasse zu. Bei manchen Männern wurde schon beobachtet, daß sie durch Training ihre Kleidergröße um mehrere Nummern reduzieren konnten und dabei trotzdem 6 oder 7 Pfund zunahmen. Yoga-Übungen helfen bei diesen Stoffwechselvorgängen im Muskel, da sie diesen dehnen, geschmeidig erhalten und deshalb entspannend wirken.

Baucheinzieher

Taille
Bauch

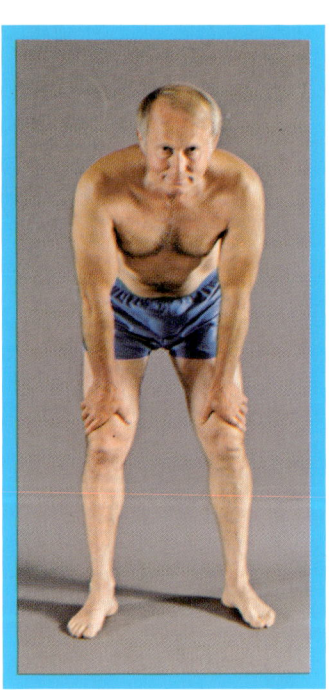

Stehen Sie etwas nach
vorn gebeugt, die
Hände auf den Knien.
Die Knie sind gebeugt
und etwa 25 cm
auseinander. Verlagern
Sie Ihr Körpergewicht
ganz auf die Knie, die
Ellbogen sind durch-
gedrückt.

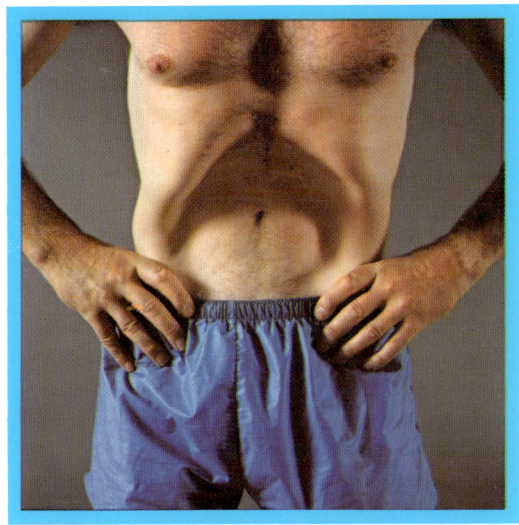

Atmen Sie ein und
ganz tief aus.
Atmen Sie nun
während der gan-
zen Übung nicht
mehr. Drücken Sie
Ihr Kinn auf die
Brust, und ziehen
Sie den Bauch so
tief wie möglich
ein. Verharren Sie
so lange mit einge-
zogenem Bauch,
wie es Ihnen ange-
nehm ist.
Lassen Sie nun
den Bauch heraus-
schnellen. Atmen
Sie tief ein und
richten Sie sich
auf.

Wichtig:

■ Achten Sie darauf, daß Ihre Lungen
   vollkommen leer sind, wenn Sie den Bauch
   einziehen.

■ Nehmen Sie eine ganz entspannte Haltung
   ein.

■ Lassen Sie sich nicht entmutigen, wenn Sie
   anfangs bei Ihrem Bauch keine Aushöhlung
   feststellen können. Üben Sie weiter, denn Sie
   werden es schaffen.

Varianten

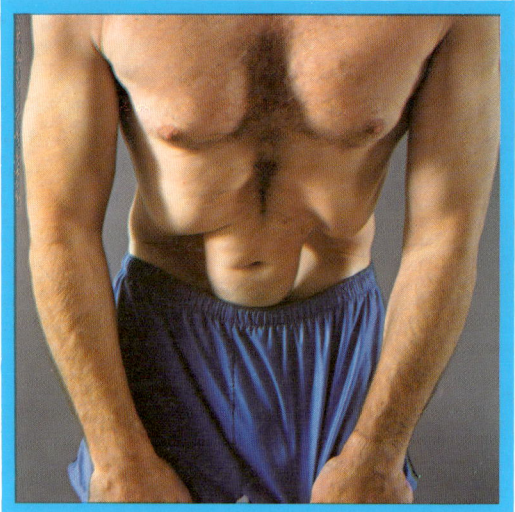

1 Stehen Sie wie oben beschrieben. Heben Sie jedoch nach dem Ausatmen die Brust und drücken Sie den Bauchkamm nach außen.

2 Stehen Sie wie oben beschrieben. Ziehen Sie den Bauch mehrmals abwechselnd ein und lassen ihn dann wieder herausschnellen, ohne dabei anzuhalten und ohne zu atmen – nach dem Ausatmen.

Pumpe

Taille
Bauch

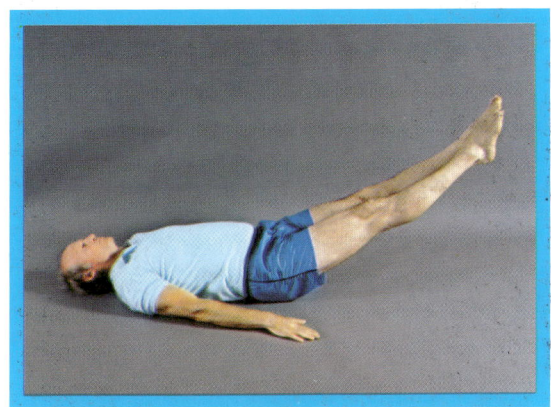

Legen Sie sich mit ausgestreckten Beinen flach auf den Rücken. Die Arme liegen mit den Handflächen nach unten neben dem Körper. Pressen Sie Ihre Handflächen gegen den Boden, atmen Sie langsam ein und heben dabei die Beine gestreckt bis zu einem Winkel von etwa 30 Grad.

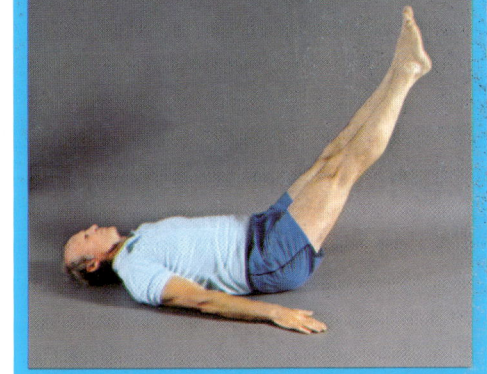

Verharren Sie in dieser Stellung. Heben Sie dann die Beine bis auf etwa 60 Grad.

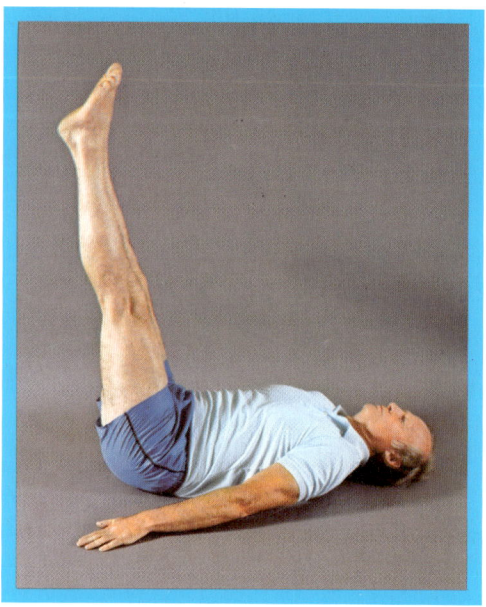

Zum Schluß heben Sie die Beine bis auf 90 Grad und verharren in dieser Stellung. Atmen Sie dann aus, und bringen Sie die Beine langsam wieder zum Boden. Je näher Ihre Füße dem Boden kommen, desto langsamer müssen Sie werden. Wiederholen Sie die Übung 2mal.

Wichtig: _____

- ■ Um ein Höchstmaß an Wirkung zu erzielen, müssen Sie die Übung ganz langsam machen.

- ■ Lassen Sie die Knie vollkommen gestreckt, und bleiben Sie mit dem Kopf am Boden, wenn Sie die Beine absenken.

- ■ Halten Sie den Rücken während der ganzen Übungen gegen den Boden gepreßt.

- ■ Atmen Sie normal.

1

Radfahren: Legen
Sie sich auf den
Rücken, die Arme
mit den Handflä-
chen am Boden.
Winkeln Sie das ei-
ne Knie an und he-
ben das andere
vom Boden ab.
Machen Sie 4- bis
6mal Bewegungen
wie beim Radfah-
ren. Der Rücken
bleibt dabei fest
am Boden.

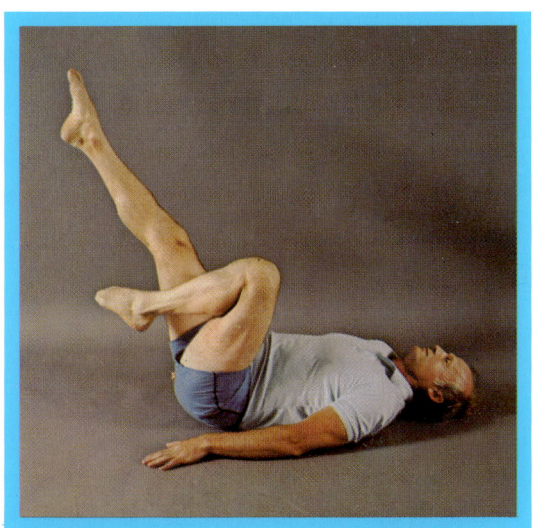

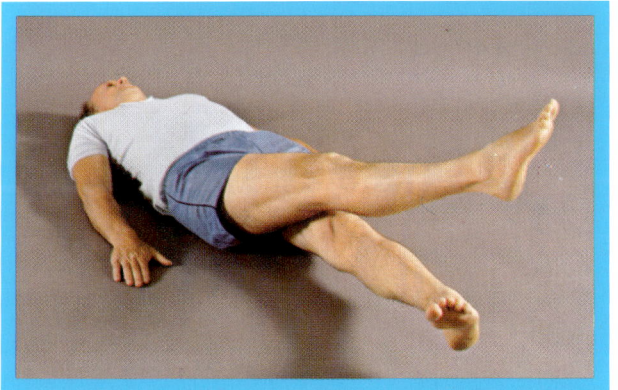

2

Schere: Legen Sie sich auf den Rücken,
die Hände neben dem Gesäß. Heben Sie
die Füße etwa 50 cm vom Boden ab.
Heben Sie dann den Kopf, und führen Sie
die Beine in möglichst weiten Bewegungen
im Scherenschlag aneinander vorbei.
Wiederholen Sie die Übung 15- bis
25mal. Entspannen Sie sich anschließend.

Aufsetzen

Taille
Bauch

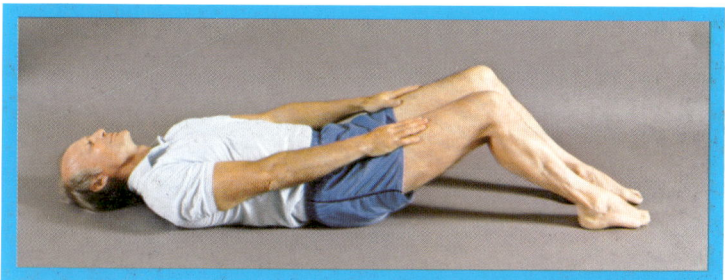

Legen Sie sich flach auf den Rücken. Die Knie sind nur so weit angewinkelt, daß die Fußsohlen noch flach auf dem Boden stehen. Legen Sie Ihre Hände auf die Schenkel.

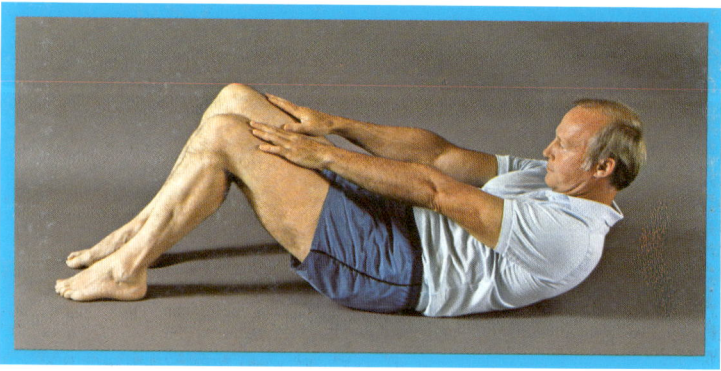

Erheben Sie ganz langsam den Kopf und Ihren Ober-körper, bis er etwa einen Winkel von 30 Grad zum Boden bildet. Ihre Hände gleiten dabei an den Ober-schenkeln kniewärts, bis Ihre Fingerspitzen die Kniescheiben berühren. Halten Sie den Rücken gerade, und verharren Sie 5–10 Sekunden in dieser Pose. Gehen Sie dann langsam mit dem Oberkörper wieder zum Boden zurück. Wiederholen Sie die Übung 3- bis 5mal.

74

Wichtig:

■ Achten Sie mehr auf das richtige Zurück-
gehen des Oberkörpers zum Boden als auf
das eigentliche Aufsetzen.

■ Heben Sie den Oberkörper nicht höher als
30 Grad.

■ Atmen Sie während der Übung so normal
wie möglich.

■ Spannen Sie stets die Bauchmuskeln an,
bevor Sie die Aufsetzstellung einnehmen.

Varianten

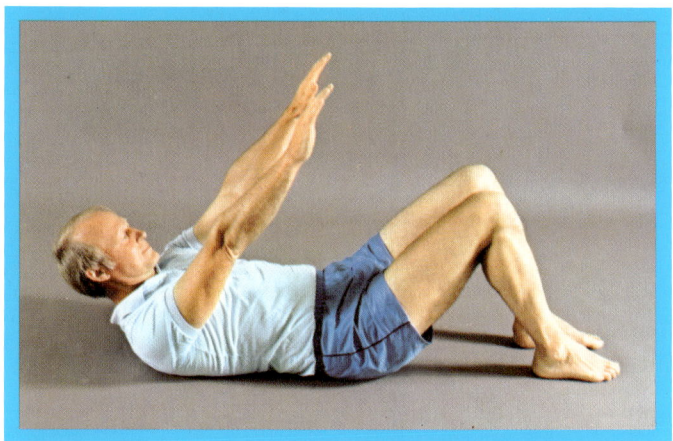

1 Legen Sie sich flach auf den Rücken, die Knie angewinkelt. Die Arme sind über der Brust angehoben. Schwingen Sie beim Aufsetzen die Arme nach vorne, und strecken Sie die Beine aus. Verharren Sie für eine Weile in dieser Pose und gehen dann wieder langsam zum Boden zurück. Wiederholen Sie die Übung 5mal.

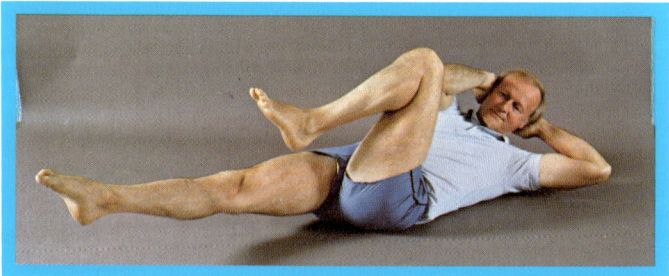

2 Legen Sie sich flach auf den Rücken. Die Beine sind ausgestreckt und angehoben, die Arme hinter dem Kopf verschränkt. Spannen Sie dann die Bauchmuskeln an, und bringen Sie den rechten Ellbogen zum linken Knie, dann den linken Ellbogen zum rechten Knie. Entspannen Sie sich. Wiederholen Sie das Ganze mehrmals.

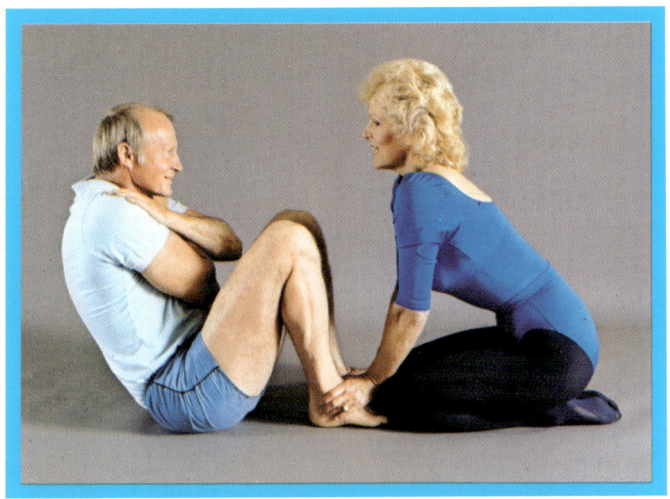

3 Setzen Sie sich so nah wie möglich an die Fersen heran. Die Hände sind beim Aufsetzen vor der Brust verschränkt. Lassen Sie sich bei der Übung durch einen Partner unterstützen.

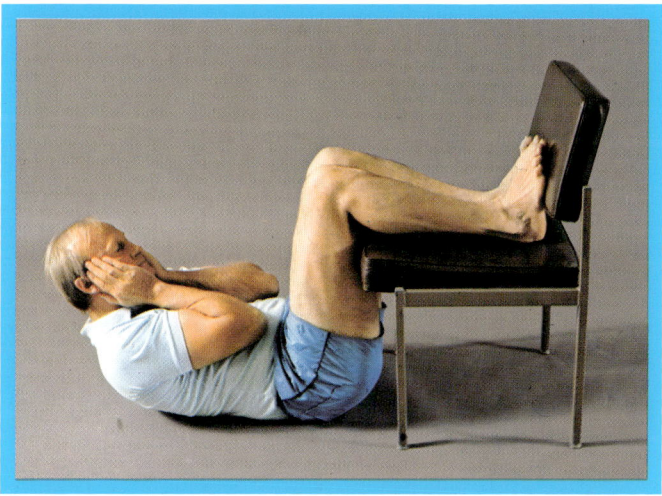

4 Legen Sie sich flach auf den Rücken, die Beine auf einem Stuhl abgesetzt, die Hände an den Wangen. Spannen Sie die Bauchmuskeln an, und heben Sie Ihren Oberkörper möglichst hoch vom Boden ab.

Kopf zum Knie

Taille
Bauch

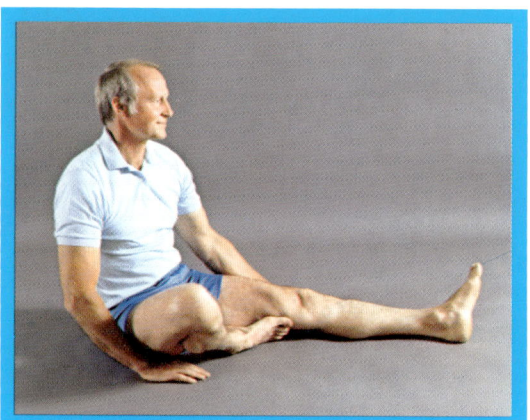

Setzen Sie sich mit ausgestreckten und etwas gespreizten Beinen auf den Boden. Beugen Sie das linke Knie, bis die Fußsohle am rechten Oberschenkel liegt.

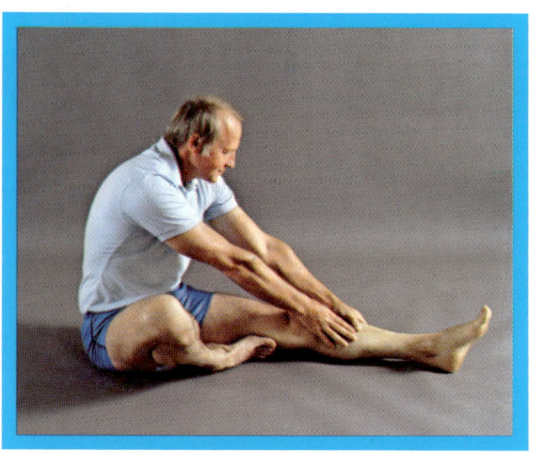

Atmen Sie aus, beugen Sie sich nach vorne und fassen Sie mit beiden Händen ihr rechtes Bein so weit vorne, wie Sie können. Bringen Sie Ihr Kinn zur Brust.

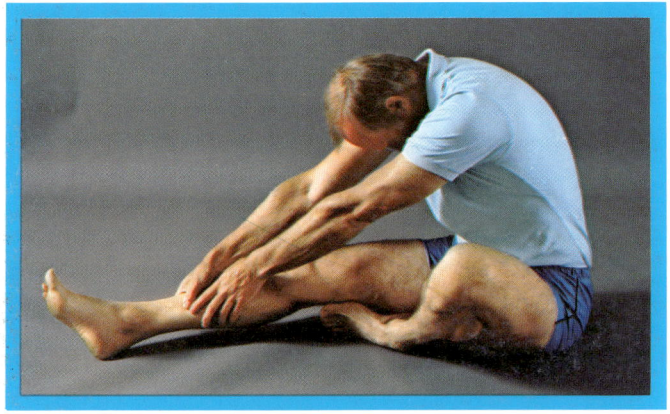

Ziehen Sie sich mit gerundeten Schultern nach
vorne. Atmen Sie ein. Ziehen Sie dabei den
Bauch so weit wie möglich nach innen. Atmen Sie
aus und stoßen dabei den Bauch wieder nach
außen. Dann atmen Sie mit Einziehen des
Bauchs wieder ein, usw. Wiederholen Sie dies
2 Minuten lang.

Wichtig:

- Drücken Sie Ihr Kinn gegen die Brust.
- Halten Sie den Rücken gerade.
- Halten Sie Ihr rechtes Bein gerade und die
  Zehen angezogen.

Ohr zum Knie

Taille
Bauch

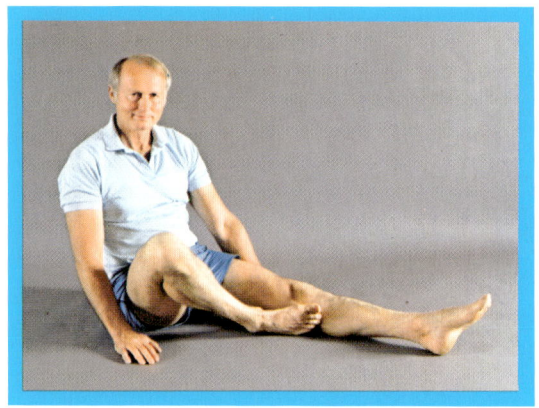

Setzen Sie sich mit gestreckten und leicht gespreizten Beinen auf den Boden. Winkeln Sie Ihr rechtes Knie an, und bringen Sie die Fußsohle an den rechten Oberschenkel. Das Knie liegt möglichst nah am Boden.

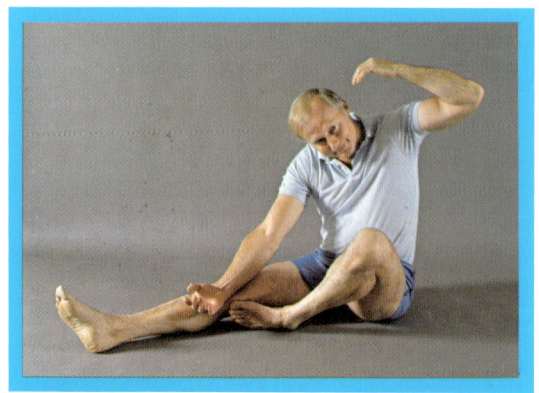

Legen Sie den rechten Unterarm mit nach oben zeigender Handfläche auf den rechten Oberschenkel. Drehen Sie Ihren Oberkörper nach rechts, so daß er einen rechten Winkel zum rechten Bein bildet. Heben Sie dann den linken Arm über den Kopf an.

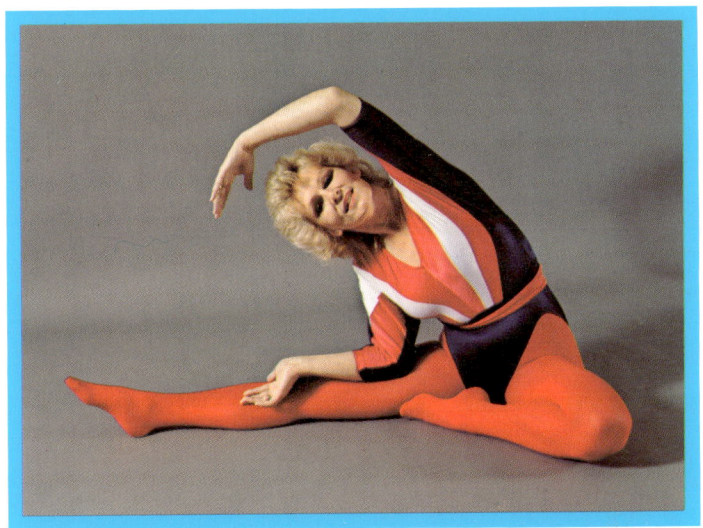

Atmen Sie aus. Beugen Sie sich nach rechts, und fassen Sie mit der rechten Hand zu der Innenseite Ihrer rechten Fußsohle. Die linke Hand geht in Richtung der Außenseite der rechten Fußsohle. Schauen Sie gerade nach vorne, und bringen Sie das Ohr in Richtung auf das rechte Knie. Verharren Sie so für 5–20 Sekunden. Wiederholen Sie die Übung für die andere Seite.

Wichtig:

- Halten Sie die rechte Handfläche nach oben.
- Lassen Sie Ihr rechtes Knie gestreckt.
- Beugen Sie zur Steigerung der Übung den Oberkörper nach vorn.

2-in-1-Übungen für Frauen zum Abnehmen an Bauch, Hüfte und Beinen

Katzenstreckung

Bauch
Hüfte
Taille

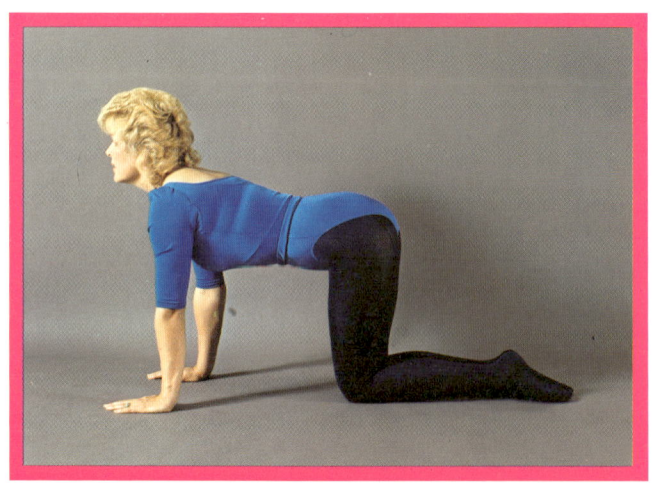

Knien Sie auf allen „Vieren".

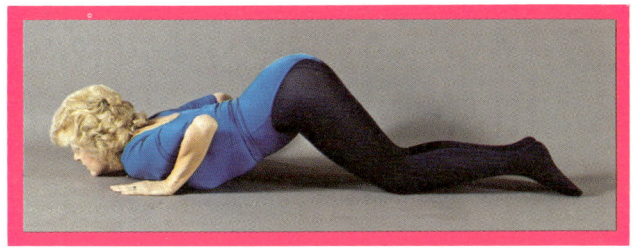

Rollen Sie sich leicht nach hinten. Gehen Sie mit dem Brustkorb nach vorne und unten, als wollten Sie den Boden damit kehren. Verharren Sie so 5 Sekunden. Gehen Sie in die Ausgangsstellung zurück.

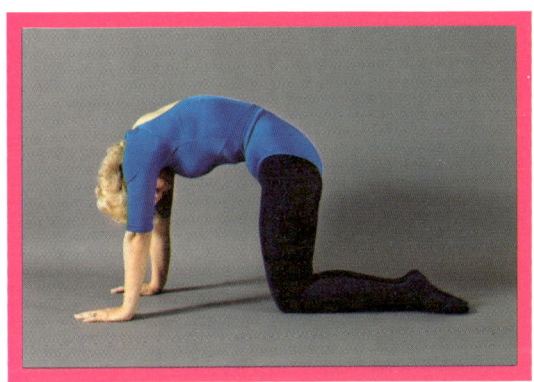

Machen Sie jetzt einen hohen Katzenbuckel. Verharren Sie so 5 Sekunden und entspannen Sie sich. Wiederholen Sie das Ganze 2mal.

Wichtig:

■ Bewegen Sie sich langsam und mit Anmut. Freuen Sie sich, wenn sich Ihr Körper dehnt und streckt.

■ Lassen Sie sich nicht entmutigen, wenn Sie mit Ihrem Kopf nicht gleich bis zu den Knien kommen. Sie werden es schon schaffen.

Variante

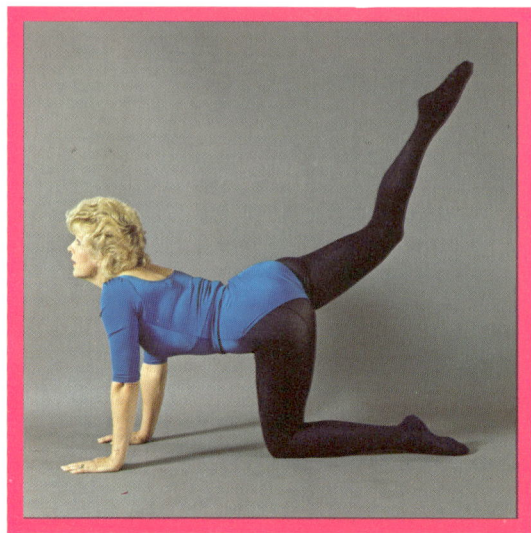

Knien Sie auf allen
Vieren und strek-
ken Sie ein Bein
nach hinten hoch.
Verharren Sie so
für eine Weile.

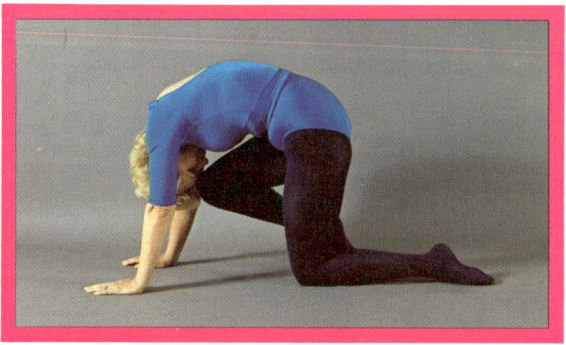

Bringen Sie Ihr rechtes Knie in Richtung
Kopf. Verharren Sie in dieser Stellung.
Wiederholen Sie beide Bewegungen
langsam. Wiederholen Sie die Übung auf
der anderen Seite.

Tiefer Ausfallschritt

Bauch
Hüfte
Beine

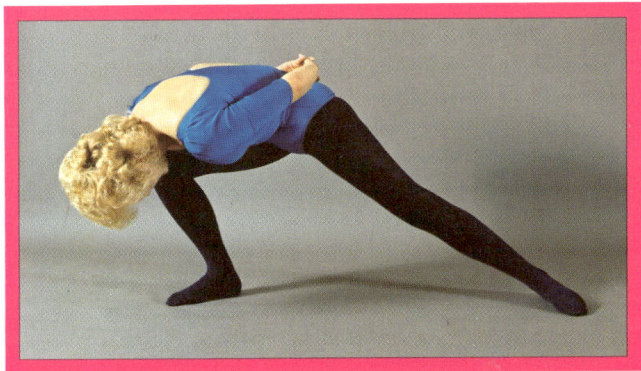

Stehen Sie mit gespreizten Beinen. Drehen Sie den rechten Fuß vom Körper weg in einem Winkel von 90 Grad nach außen, der linke Fuß zeigt nach vorn. Beugen Sie Ihr rechtes Knie, atmen Sie aus und verschränken die Hände hinter dem Rücken. Beugen Sie Ihren Oberkörper nach vorn, so daß die Brust auf dem rechten Oberschenkel ruht.

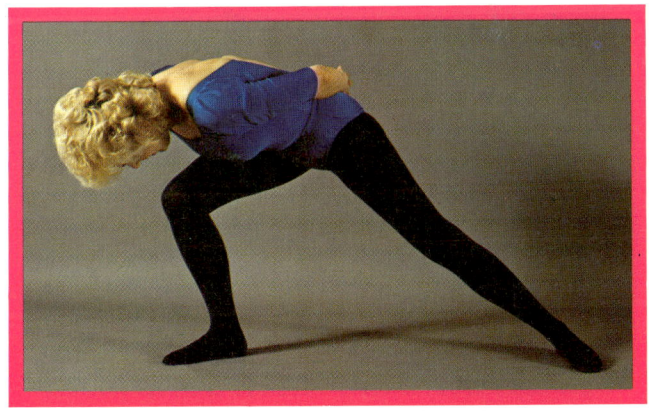

Gleiten Sie gleichzeitig mit dem linken Bein so weit wie möglich seitlich nach hinten. Das Knie bleibt dabei gestreckt.

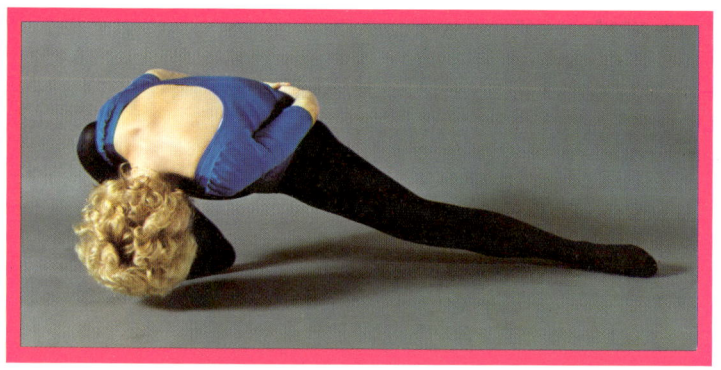

Nachdem Sie Ihr Gleichgewicht gefunden haben,
gleiten Sie mit der Brust langsam vom Oberschenkel
weg nach innen und versuchen, mit dem Kopf den
Boden zu berühren. Verharren Sie dort für
10–30 Sekunden. Atmen Sie aus, und richten Sie
sich dabei wieder auf. Wiederholen Sie die Übung für
die andere Seite.

Wichtig: _____

- Richten Sie Ihren linken Fuß nach vorn, so
  halten Sie besser Ihr Gleichgewicht.

- Nehmen Sie anfangs die Hände zur Unterstützung.

- Bringen Sie den Kopf durch Ihr Körpergewicht
  zum Boden, und nicht durch ruckartige
  Bewegungen.

- Lassen Sie Ihr linkes Knie gestreckt.

Knie zum Kopf

Bauch
Hüfte
Taille

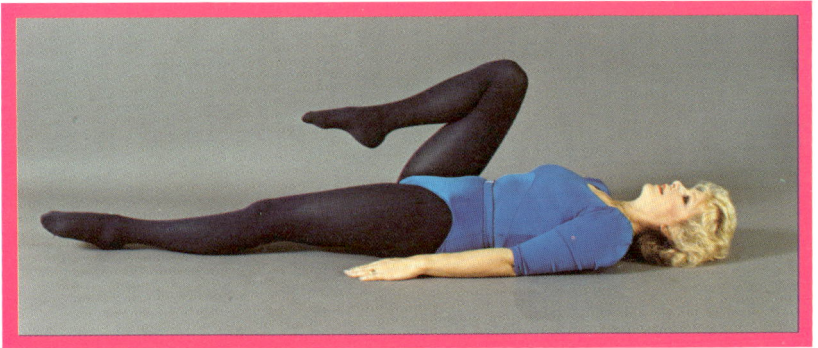

Legen Sie sich flach auf den Boden. Die Beine sind ausgestreckt, und die Hände liegen an den Seiten. Winkeln Sie Ihr
rechtes Knie an, und bringen Sie es bis vor die Brust.

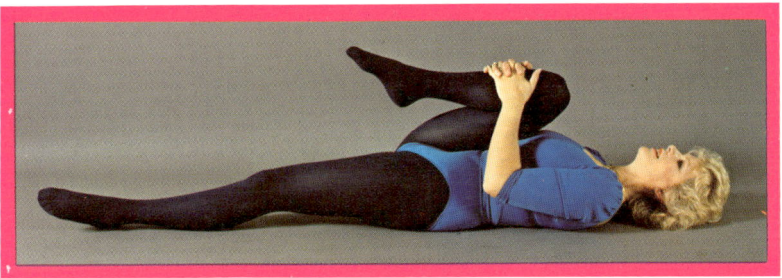

Atmen Sie ein. Drücken Sie das Knie mit verschränkten
Händen gegen die Brust. Das linke Bein bleibt gerade, der
Kopf ruht am Boden.

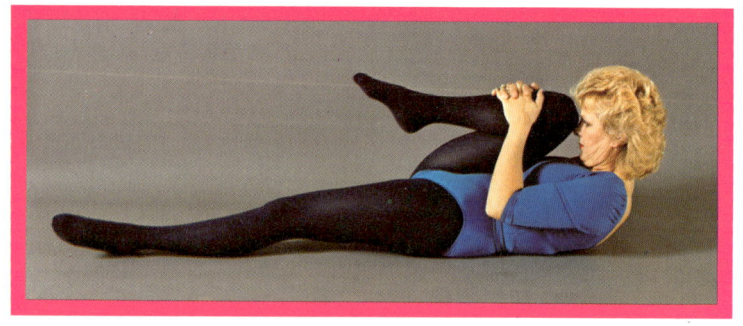

Nachdem Sie Ihr Knie bis zur Brust geführt haben,
heben Sie den Kopf und versuchen, die Stirn ans Knie
zu drücken. Halten Sie diese Stellung für
5–10 Sekunden, und atmen Sie normal. Wiederholen
Sie die Übung zuerst mit dem anderen Bein, dann mit
beiden Beinen.

Wichtig:

- Erholen Sie sich, wenn Sie hohen Blutdruck
  oder mit dem Herzen zu tun haben.

- Ziehen Sie die Beine fest an und üben Sie
  einen maximalen Druck auf den Bauch aus.

- Verlieren Sie nicht den Mut, egal ob der
  Kopf und die Knie sich berühren oder nicht.

1 Die Beine sind ausgestreckt und die Hände an die Seiten. Atmen Sie ein und heben Sie den Kopf und die Schultern langsam so hoch wie möglich. Halten Sie die Luft an. – Ausatmen und entspannen.

2 Die gleiche Position wie oben, heben Sie jedoch beide Beine geschlossen ungefähr 10 Zentimeter vom Boden.

3 Die gleiche Position, aber mit gefalteten Händen hinter dem Kopf.

Pfeil und Bogen

Hüfte
Bauch
Taille

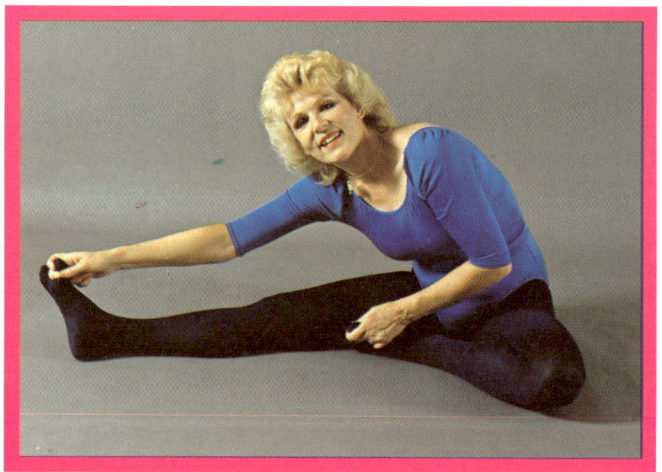

Setzen Sie sich mit gespreizten Beinen auf den
Boden. Das linke Bein ist angewinkelt. Beugen Sie
sich nach vorne und greifen Sie den rechten
großen Zeh mit der rechten Hand, den linken mit
der linken Hand.

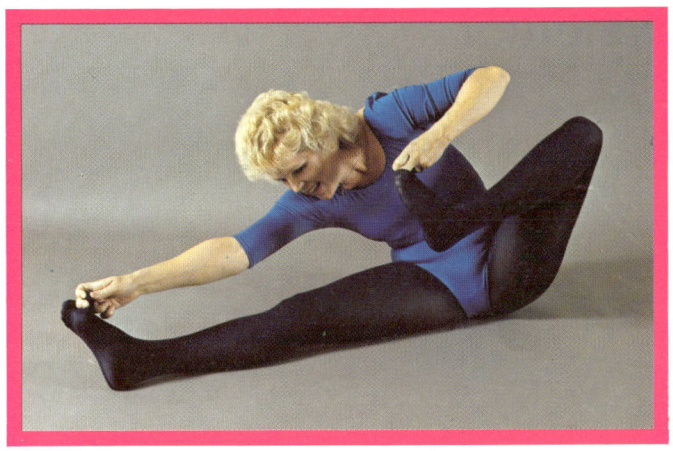

Atmen Sie aus, und ziehen Sie in einer Bewegung
den linken Fuß in Richtung linkes Ohr. Bringen
Sie die linke Schulter nach hinten. Halten Sie
dabei weiterhin den rechten Fuß fest. Das rechte
Knie ist gestreckt. Verharren Sie 5–15 Sekunden
in dieser Stellung. Wiederholen Sie die Übung für
die andere Seite.

Wichtig:

- Lassen Sie das gestreckte Bein am Boden.
- Fassen Sie die Fußgelenke, falls Sie die
  Zehen nicht erreichen können.
- Beugen Sie sich zum Erreichen des Fußes
  nach vorne, und richten Sie erst dann den
  Oberkörper gerade.

Varianten

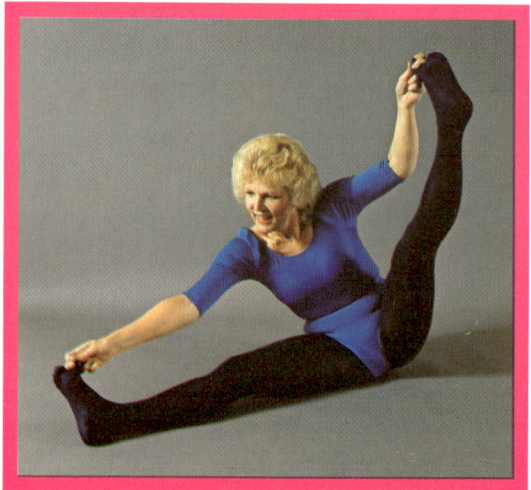

1

Atmen Sie nach der Haltephase aus, und strecken Sie Ihr linkes Knie so weit Sie können. Verharren Sie so 5–15 Sekunden. Entspannen Sie sich.

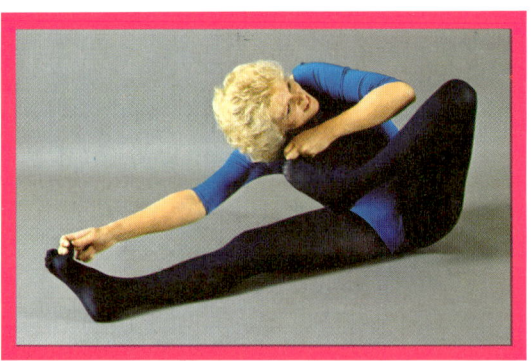

2 Wie oben, ziehen Sie aber den linken Fuß so weit wie möglich zum rechten Ohr. Verharren Sie in dieser Stellung.

2-in-1-Übungen für Frauen zum Abnehmen an Hüfte und Taille

Ferse zum Kopf

Hüfte
Taille

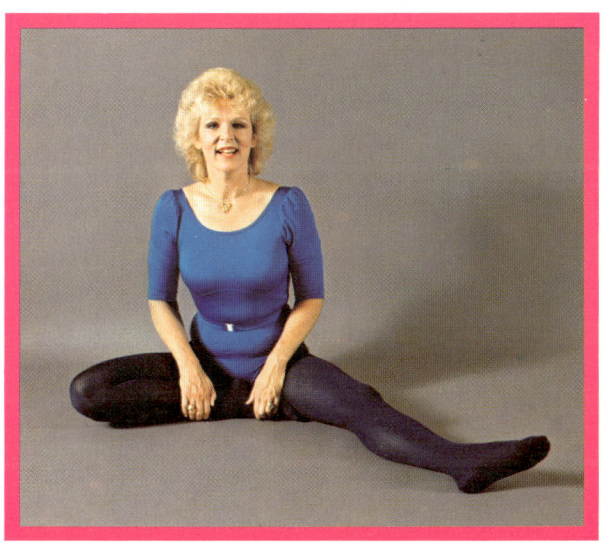

Setzen Sie sich mit gestreckten Beinen auf den Boden. Winkeln Sie Ihr rechtes Bein an, und bringen Sie den rechten Fuß zum Körper, das Knie zur Seite.

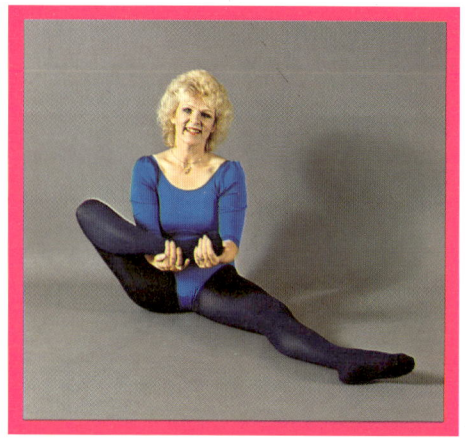

Greifen Sie den rechten Fuß mit der rechten Hand unter dem Fußgelenk. Die linke Hand greift den Fußballen.

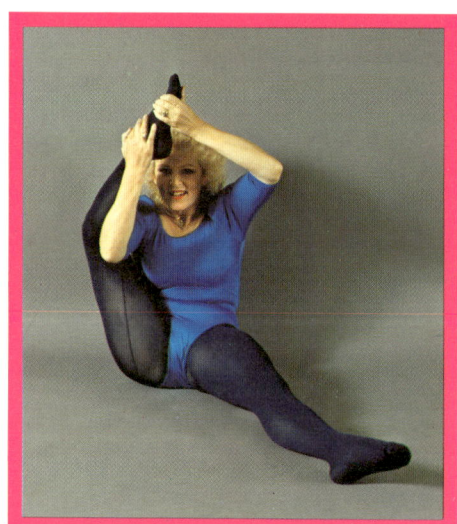

Atmen Sie aus, und heben Sie den rechten Fuß bis vor Ihr Gesicht oder so hoch Sie können. Beugen Sie den Kopf nach vorne, und ziehen Sie die Ferse zur Stirn. Halten Sie diese Stellung 5 bis 30 Sekunden, und atmen Sie dabei normal. Wiederholen Sie die Übung für die andere Seite.

Wichtig:

- ◼ Beugen Sie sich nach vorne, um Ferse und Stirn zusammenzubringen. Strecken Sie die Arme, wenn Sie die Übung besser beherrschen.

- ◼ Halten Sie das andere Bein gestreckt.

Schräges Brett

Hüfte
Taille

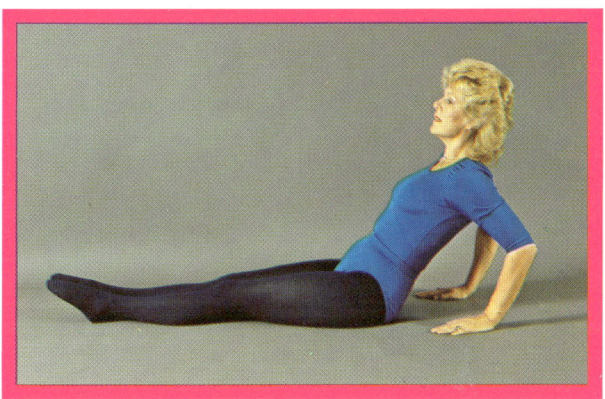

Setzen Sie sich mit gestreckten Beinen auf den Boden. Die Beine sind geschlossen. Lehnen Sie sich etwas nach hinten, und setzen Sie die Handflächen unterhalb der Schultern auf den Boden, die Finger nach vorn.

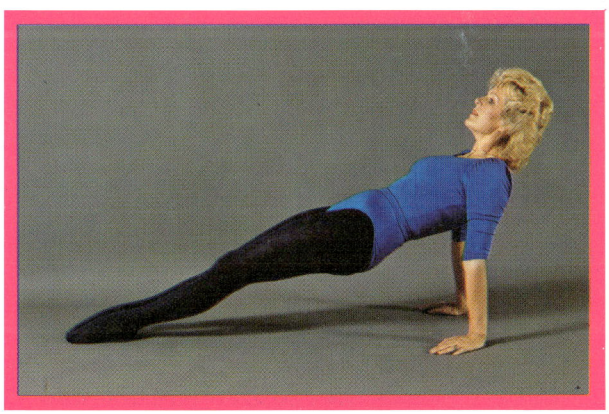

Atmen Sie aus, drücken Sie mit den Händen nach unten und heben Sie das Gesäß vom Boden. Drücken Sie das Becken nach oben. Der Rücken wird einwärts gekrümmt.

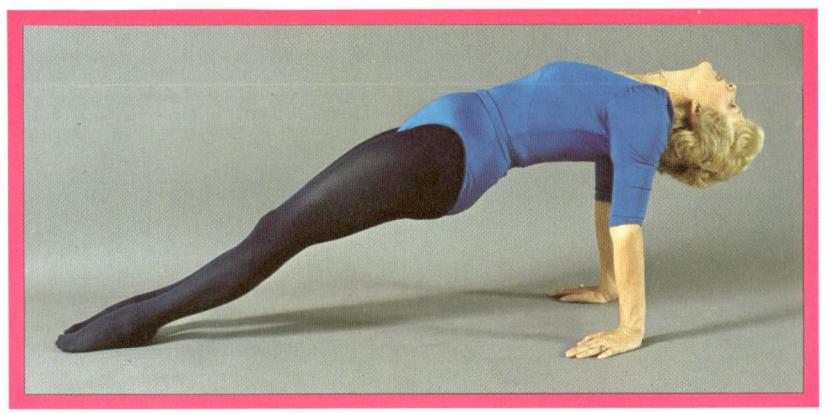

Legen Sie Ihren Kopf nach hinten. Das Körpergewicht liegt auf den Händen und den Füßen. Verharren Sie 10–60 Sekunden in dieser Stellung. Gehen Sie dann wieder mit den Hüften zum Boden zurück, und entspannen Sie sich.

Wichtig:

- Beugen Sie anfangs Ihre Knie, und lassen Sie die Fußsohlen fest am Boden, um Ihr Gesäß besser anheben zu können. Wenn Sie die Übung besser beherrschen, können Sie dann die Beine strecken.

- Verteilen Sie Ihr Körpergewicht gleichmäßig auf Hände und Füße.

- Lassen Sie Ihren Kopf so weit wie möglich nach hinten hängen.

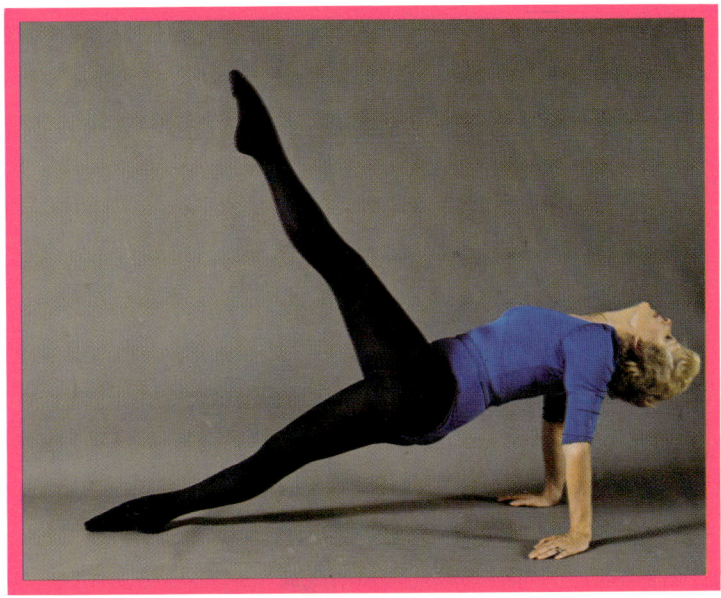

1 Nachdem Sie den Rücken nach oben durch-
gebogen haben, heben Sie langsam ihr
linkes Bein so hoch wie möglich an. Bleiben Sie
10–30 Sekunden in dieser Stellung. Wiederholen
Sie das Ganze für die andere Seite.

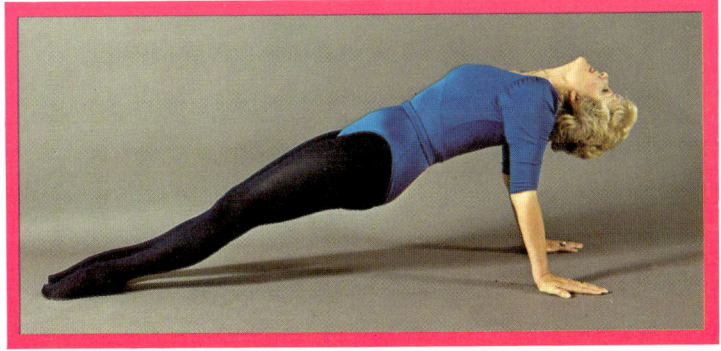

2 Nehmen Sie die gleiche Position wie in Abb. auf
Seite 96 ein, die Finger zeigen jedoch nach hinten.

Gedrehtes Beinanheben

Hüfte
Taille

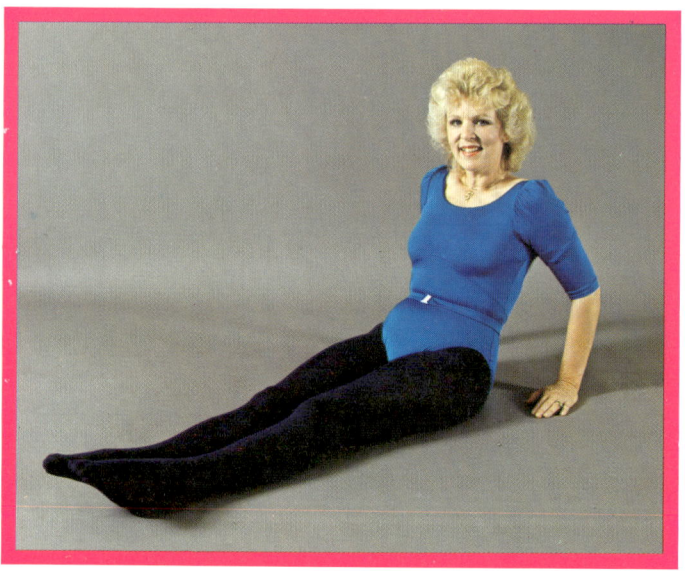

Setzen Sie sich mit gestreckten Beinen auf den
Boden. Lehnen Sie sich zurück, setzen Sie die
Hände unterhalb der Schultern auf den Boden.
Die Finger zeigen zur Seite oder nach vorne.

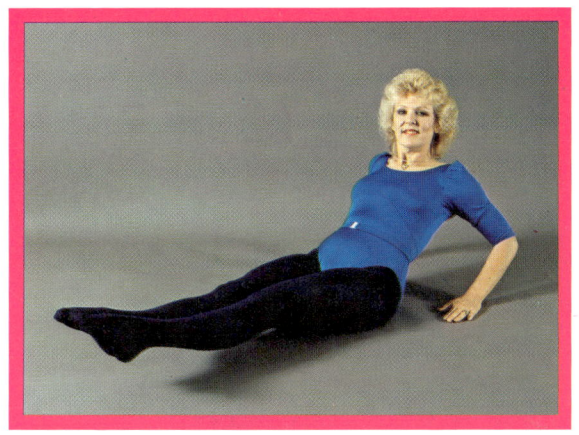

Winkeln Sie die Ellbogen etwas an, und heben
Sie die Zehen etwa 10 cm vom Boden ab.

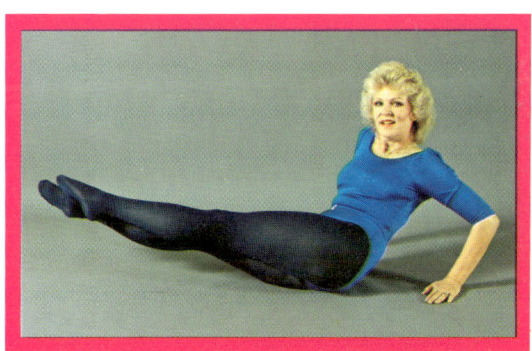

Bewegen Sie die angehobenen Beine langsam
und ohne höherzugehen nach rechts. Gehen Sie
so weit wie Sie können, möglichst bis Sie auf die
rechte Hüfte rollen. Strecken Sie dabei den rechten Arm.
Wiederholen Sie die Übung auf der anderen
Seite.

Wichtig:

- Halten Sie den Oberkörper ziemlich aufrecht und die Ellbogen nur geringfügig angewinkelt.

- Strecken Sie Ihren rechten Arm, wenn die Beine nach rechts kommen, und umgekehrt.

- Halten Sie den Abstand von etwa 10 cm zum Boden ein, wenn Sie die Beine nach rechts führen.

Variante

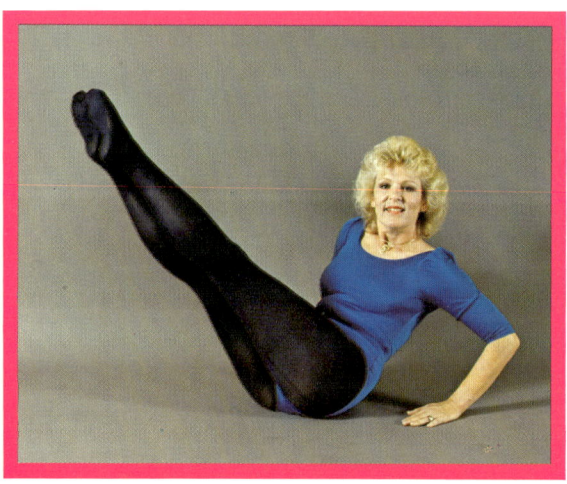

Machen Sie die Übung wie oben, nur daß Sie jetzt die Beine so hoch wie möglich anheben. Verharren Sie im Endpunkt der Bewegung. Verlagern Sie das Gewicht nach links, und strecken Sie den rechten Arm. Verharren Sie für 3–4 Sekunden. Senken Sie die Beine seitlich wieder bis auf etwa 10 cm zum Boden ab. Bringen Sie sie dann wieder nach vorne, und wiederholen Sie die Übung auf der anderen Seite, ohne zwischendurch anzuhalten. Entspannen Sie sich anschließend. Wiederholen Sie die Übung zweimal.

Umgekehrter Bogen

Hüfte
Taille

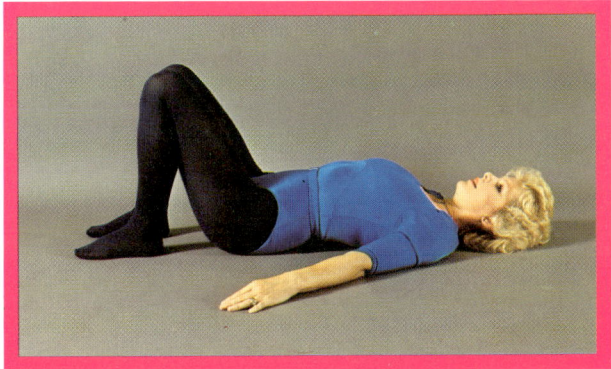

Legen Sie sich flach auf den Rücken.
Die Knie sind angewinkelt, die Arme liegen an
der Seite. Ziehen Sie die Füße so nah wie
möglich zum Gesäß.

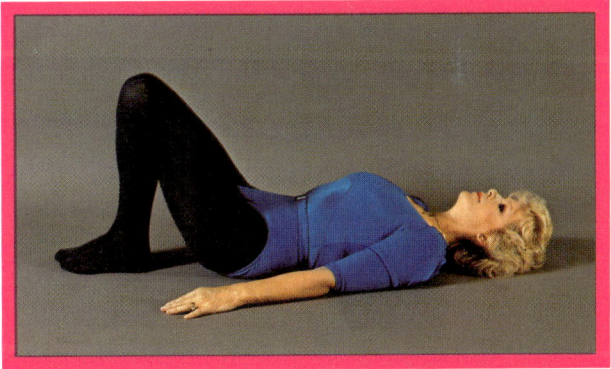

Atmen Sie aus, und schieben Sie langsam das
Becken etwas nach oben, indem Sie die
Wirbelsäule in der Lendengegend gegen den
Boden abdrücken. Halten Sie diese Stellung,
und atmen Sie dabei aus. Senken Sie dann
das Becken wieder ganz ab.

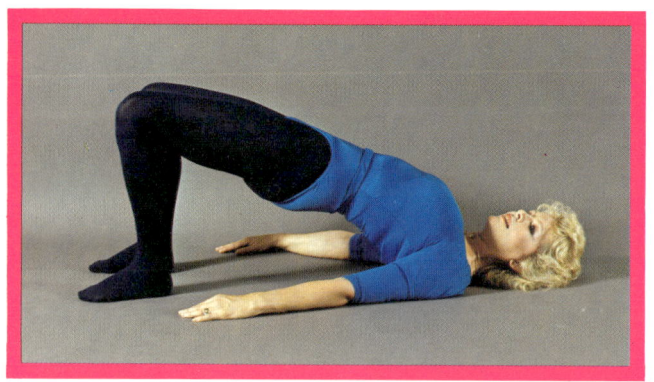

Atmen Sie ein, und drücken Sie langsam Becken
und Unterkörper so weit Sie können nach oben.
Verlagern Sie das Körpergewicht auf die
Schultern, atmen Sie normal. Verharren Sie
5–10 Sekunden. Gehen Sie dann langsam
wieder in die Ausgangsstellung zurück.
Wiederholen Sie die Übung 3- bis 4mal.

Wichtig:

- ■ Schieben Sie das Becken mehr nach oben,
  als daß Sie es anheben. In der zweiten
  Abbildung sehen Sie, daß das Gesäß nur
  teilweise vom Boden abgehoben ist.
- ■ Lassen Sie das Körpergewicht auf den
  Schultern ruhen und nicht auf den Armen.

Drehsitz

Hüfte
Taille

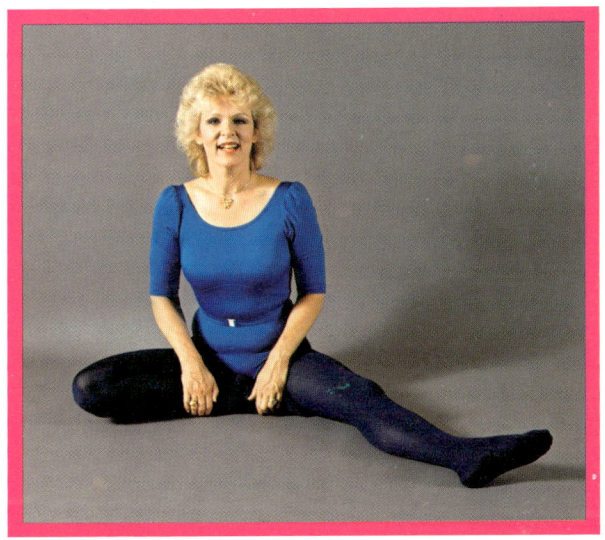

Setzen Sie sich mit ausgestreckten Beinen
auf den Boden. Beugen Sie das rechte
Bein, und legen Sie den rechten Fuß gegen
den linken Oberschenkel. Ihr rechtes Knie
muß fest am Boden bleiben.

Beugen Sie Ihr linkes Bein nach oben. Führen Sie jetzt Ihren linken Fuß über Ihr rechtes Knie. Das Knie bleibt dabei oben. Setzen Sie den linken Fuß so weit hinten wie möglich ab. Verlagern Sie Ihr Gewicht nun nach vorne; benutzen Sie dabei die linke Hand als Stütze. Bringen Sie Ihren rechten Arm zwischen Brust

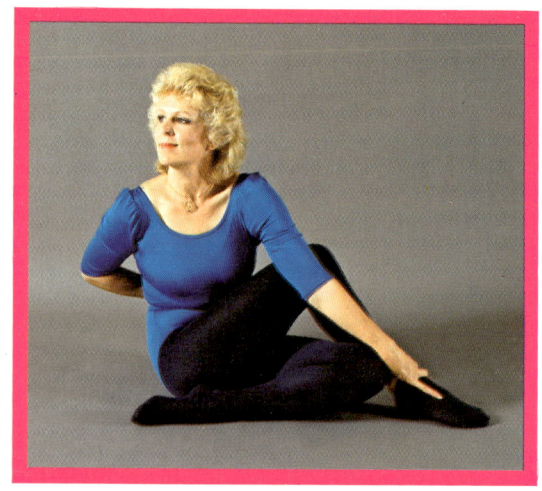

und linkem Knie bis zum Boden.
Drehen Sie jetzt Ihren Oberkörper, so daß die linke Schulter am rechten Knie ruht. Beugen Sie Ihren rechten Arm und legen Sie den Handrücken auf den Rücken. Drehen Sie sich so weit wie möglich nach rechts. Drehen Sie auch den Kopf nach rechts, als ob Sie über Ihre rechte Schulter schauen wollten. Verharren Sie in dieser Stellung. Wiederholen Sie die Übung auf der anderen Seite. Wiederholen Sie dann den ganzen Ablauf links und rechts je 2mal.

Wichtig:

- Drehen Sie sich nach links, wenn das linke Knie oben ist, und umgekehrt.

- Legen Sie Ihren rechten Arm zwischen Knie und Brust, wenn das linke Knie oben ist, und umgekehrt.

- Drücken Sie mit der hintenliegenden Hand gegen den Boden, um die Drehbewegung zu unterstützen.

Atemübungen für Männer und Frauen

K ein Yoga-Buch ist vollständig ohne Atemübungen. Atmen bedeutet Leben, und Sauerstoff ist unsere wichtigste „Nahrung". Zu wenige wissen jedoch, wie diese Energiequelle richtig genutzt wird, so daß Sie sich dauernd „unterernähren". Richtiges Atmen ist auch bei den in diesem Buch beschriebenen Übungen für das Herz-Kreislauf-System besonders wichtig.

Es ist sozusagen lebenswichtig, daß Sie das richtig beherrschen, was Sie so oft tun – nämlich atmen. Die meisten schöpfen nur ein Fünftel ihres Atempotentials aus. Wieviel vitaler und energiegeladener könnten Sie sein, wenn Sie richtig zu atmen lernen. Kurzum – was Sie wissen müssen: Das Zwerchfell ist eine Muskelplatte, die die Körperhöhle in zwei Teile unterteilt: Brust und Bauch. Das Zwerchfell ist kuppelförmig gewölbt und drückt unten gegen die Lunge. Wenn Sie also den unteren Teil der Lunge füllen wollen, müssen Sie das Zwerchfell flachdrücken. Wie jeder Sänger weiß, erfolgt dies am besten, indem man den Bauch herausdrückt. Im Gegensatz zu allem, was Sie bisher gelernt haben, müssen Sie beim **Einatmen** den Bauch **herausdrücken,** beim **Ausatmen** dagegen **einziehen!** Dies mag am Anfang etwas ungewohnt sein, wird jedoch mit zunehmender Übung zur Gewohnheit.

Tiefatmung

Setzen Sie sich
bequem auf die Fersen
oder auf einem Stuhl.
Halten Sie den Rücken
gerade. Atmen Sie
ganz langsam, tief und
bewußt durch die Nase
ein. Nehmen Sie sich
5 Sekunden Zeit, um
ihre untere Lungen-
hälfte mit Luft zu
füllen, indem Sie
Bauch und Brustkasten
weit ausdehnen.

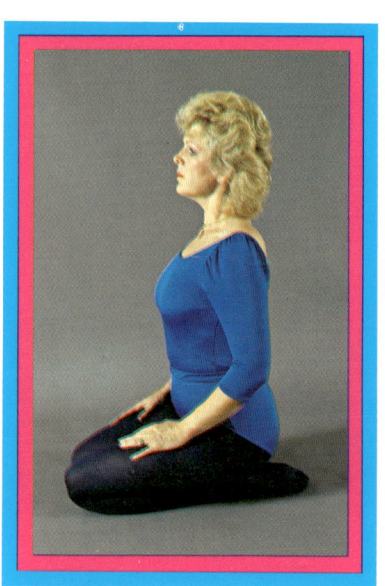

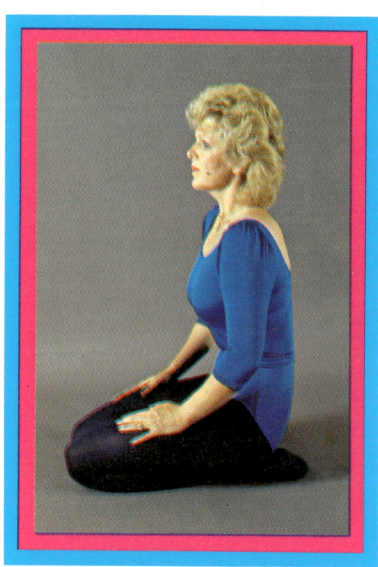

Füllen Sie jetzt in den
nächsten 5–10
Sekunden den mitt-
leren und oberen Teil
der Lunge mit Luft.
Dabei dehnt sich die
Brust aus.
Halten Sie 1–5
Sekunden den Atem
an. Atmen Sie dann
ganz langsam aus.
Wiederholen Sie diese
Übung 4- bis 5mal.

Wichtig:

- ■ Stellen Sie beim Einziehen und Ausdehnen des Bauches einen gleichmäßigen Rhythmus her.

- ■ Sitzen Sie ganz aufrecht, damit Sie optimal atmen.

- ■ Drücken Sie beim Einatmen den Bauch heraus, und ziehen Sie ihn beim Ausatmen ein.

- ■ Stellen Sie sich vor, daß Sie Ihre Lunge wie eine Kaffeetasse füllen, von unten nach oben.

Rumpfbeugen-Atmung bei gekreuzten Knien

Stehen Sie aufrecht.
Kreuzen Sie Ihr leicht
gebeugtes rechtes
Knie über das linke
Knie. Bringen Sie die
Zehen zusammen.
Die rechte Ferse bleibt
vom Boden
abgehoben.

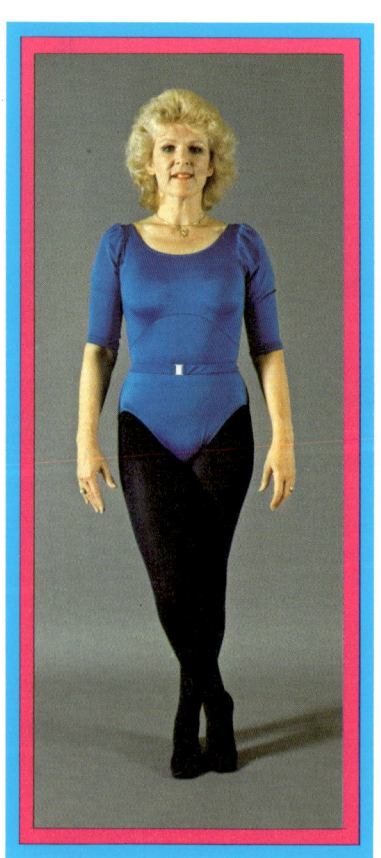

Atmen Sie ein. Beugen
Sie sich nach vorne,
und halten Sie dabei
Schultern und Rück-
grat in der Mitte.
Atmen Sie dann aus.
Bringen Sie die Finger
möglichst weit zum
Boden, und lassen Sie
den Kopf lose herab-
hängen. Der Bauch ist
entspannt. Richten Sie
sich bei gleichzeitigem
Einatmen langsam wie-
der auf. Wiederholen
Sie die Übung für jede
Seite 3mal.

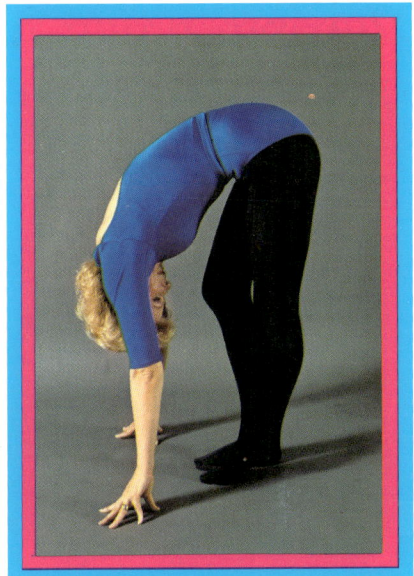

Wichtig:

- Halten Sie Ihr Rückgrat in der Mitte.
  Es besteht die Gefahr, daß Sie sich über
  eine Hüfte zur Seite legen.

- Beugen Sie sich aus der Taille nach
  vorne, und nicht mit den Hüften oder den
  Schultern.

- Nehmen Sie anfangs zum Vertrautwerden
  einen Stuhl zur Hilfe.

- Wenn Sie völlig ausgeatmet haben, sinkt der
  Bauch von selber ein.

Verdauungsatmung

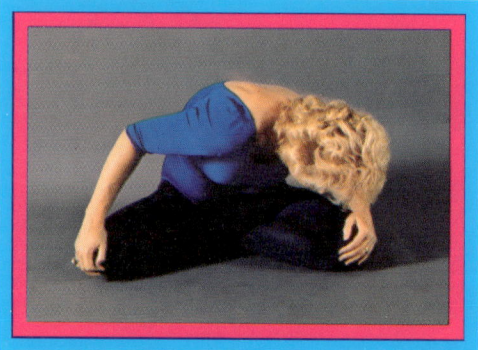

Setzen Sie sich
bequem in den
Schneidersitz, die
Hände auf den
Knien. Lassen Sie
nun Ihren Oberkör-
per im Uhrzeiger-
sinn kreisen.

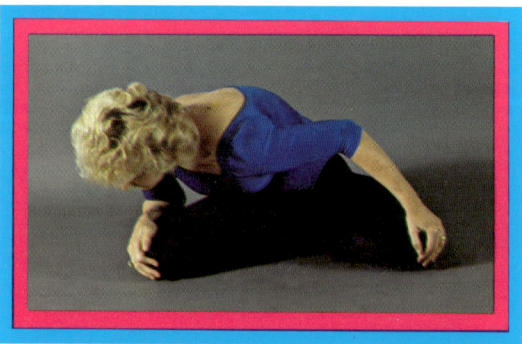

Beugen Sie sich unter gleichzeitigem
Einatmen nach vorne. Dazu wird der
Bauch herausgedrückt.

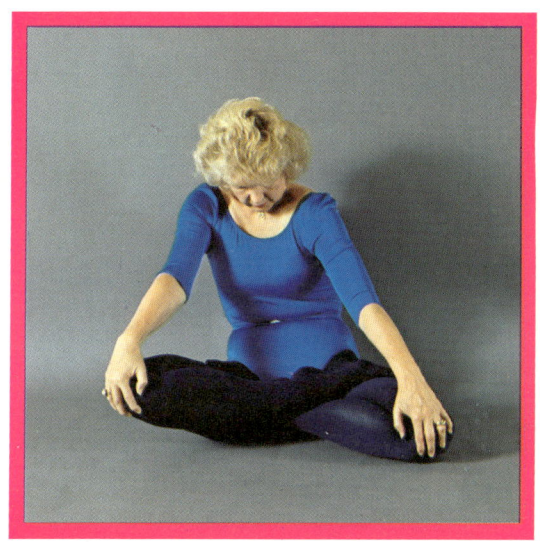

Lehnen Sie sich nach hinten, atmen Sie aus und ziehen dabei den Bauch ein. Wiederholen Sie den ganzen Ablauf 5- bis 10mal. Entspannen Sie sich anschließend.

Wichtig:

■ Ziehen Sie beim Ausatmen den Bauch ein.
■ Drücken Sie beim Einatmen den Bauch heraus.

Unser Tip

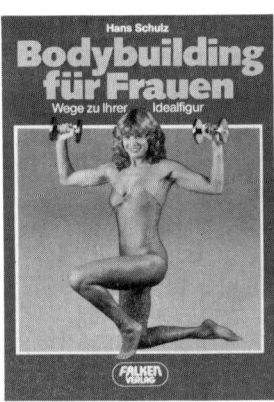

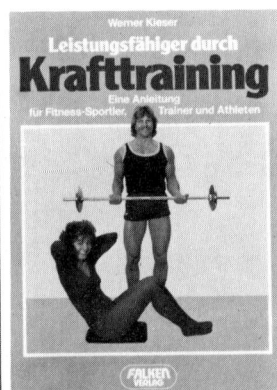

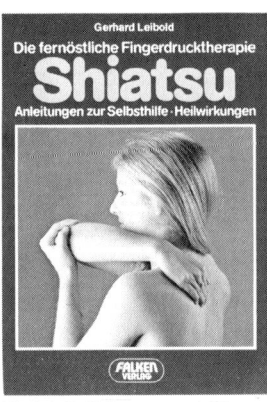

Bodybuilding für Frauen
Wege zu Ihrer Idealfigur
(0661) Von Hans Schulz, 108 Seiten,
84 s/w-Fotos, 4 Zeichnungen, kartoniert, **DM 14,80**, S 119,—

Leistungsfähiger durch
Krafttraining
Eine Anleitung für Fitness-Sportler,
Trainer und Athleten.
(0617) Von Werner Kieser, 100 Seiten, 20 s/w-Fotos, 62 Zeichnungen,
kartoniert, **DM 9,80**, S 79,—

**Die fernöstliche
Fingerdrucktherapie Shiatsu**
Anleitungen zur Selbsthilfe · Heil-
wirkungen
(0615) Von Gerhard Leibold, 196
Seiten, 180 Abbildungen, kartoniert, **DM 16,80**, S 139,—

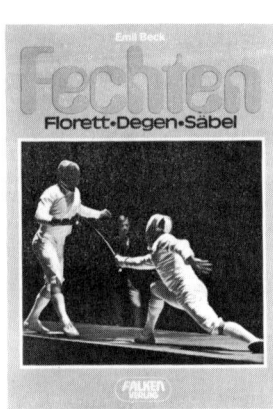

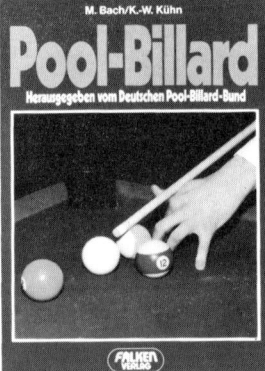

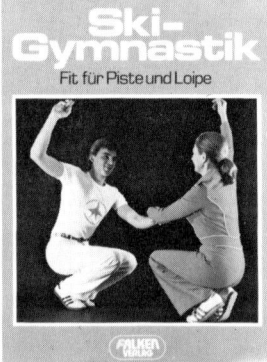

Fechten
Florett · Degen · Säbel
(0449) Von Emil Beck, 88 Seiten,
219 Abbildungen, kartoniert,
DM 11,80, S 94,—

Pool-Billard
Herausgegeben vom
Deutschen Pool-Billard-Bund
(0484) Von M. Bach u. K.-W. Kühn,
88 Seiten, über 80 Abbildungen,
kartoniert, **DM 7,80**, S 69,—

Ski-Gymnastik
Fit für Piste und Loipe
(0450) Von Hannelore Pilss-Samek,
104 Seiten, 67 s/w-Fotos, 20 Zeichnungen, kartoniert, **DM 6,80**,
S 59,—

Falls durch besondere Umstände Preisänderungen notwendig werden,
erfolgt Auftragserledigung zu dem bei der Lieferung gültigen Preis.

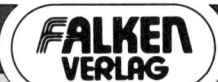